专家与您面对面

弱视

主编 / 刘彦才　付　涛

中国医药科技出版社

图书在版编目（CIP）数据

弱视 / 刘彦才，付涛主编 . -- 北京：中国医药科技出版社，2016.1
（专家与您面对面）

ISBN 978-7-5067-7693-6

Ⅰ . ①弱…　Ⅱ . ①刘…②付…　Ⅲ . ①弱视 - 防治　Ⅳ . ① R777.4

中国版本图书馆 CIP 数据核字 (2015) 第 148655 号

专家与您面对面——弱视

美术编辑　陈君杞

版式设计　大隐设计

出版　中国医药科技出版社

地址　北京市海淀区文慧园北路甲 22 号

邮编　100082

电话　发行：010-62227427　邮购：010-62236938

网址　www.cmstp.com

规格　880×1230mm $\frac{1}{32}$

印张　$3\frac{7}{8}$

字数　60 千字

版次　2016 年 1 月第 1 版

印次　2016 年 1 月第 1 次印刷

印刷　北京九天众诚印刷有限公司

经销　全国各地新华书店

书号　ISBN 978-7-5067-7693-6

定价　19.80 元

本社图书如存在印装质量问题请与本社联系调换

内容提要

弱视怎么防？怎么治？本书从"未病先防，既病防变"的理念出发，分别从基础知识、发病信号、鉴别诊断、综合治疗、康复调养和预防保健六个方面进行介绍，告诉您关于弱视您需要知道的有多少，您能做的有哪些。

阅读本书，让您在全面了解弱视的基础上，能正确应对弱视的"防"与"治"。本书适合弱视患者及家属阅读参考，凡患者或家属可能存在的疑问，都能找到解答，带着问题找答案，犹如专家与您面对面。

专家与您面对面

丛书编委会（按姓氏笔画排序）

前言

　　"健康是福"已经是人尽皆知的道理。有了健康，才有事业，才有未来，才有幸福；失去健康，就失去一切。那么什么是健康？健康包含三个方面的内容，身体好，没有疾病，即生理健康；心理平衡，始终保持良好的心理状态，即心理健康；个人和社会相协调，即社会适应能力强。健康不应以治病为本，因为治病花钱受罪，事倍功半，是下策。健康应以养生预防为本，省钱省力，事半功倍，乃是上策。

　　然而，污染的空气、恶化的水源、生活的压力等等，来自现实社会对健康的威胁却越来越令人担忧。没病之前，不知道如何保养，一旦患病，又不知道如何就医。基于这种现状，我们从"未病先防，既病防变"的理念出发，邀请众多医学专家编写了这套丛书。丛书本着一切为了健康的目标，遵循科学性、权威性、实用性、普及性的原则，简明扼要地介绍了100种疾病。旨在提高全民族的健康与身体素质，消除医学知识的不对等，把健康知识送到每一个家庭，帮助大家实现身心健康的理想。本套丛书的章节结构如下。

　　第一章 疾病扫盲——若想健康身体好，基础知识须知道；

　　第二章 发病信号——疾病总会露马脚，练就慧眼早明了；

　　第三章 诊断须知——确诊病症下对药，必要检查不可少；

第四章 治疗疾病——合理用药很重要，综合治疗效果好；

第五章 康复调养——三分治疗七分养，自我保健恢复早；

第六章 预防保健——运动饮食习惯好，远离疾病活到老。

按照以上结构，作者根据在临床工作中的实践体会，和就诊时患者经常提出的一些问题，对100种常见疾病做了系统的介绍，内容丰富，深入浅出，通俗易懂。通过阅读，能使读者在自己的努力下，进行自我保健，以增强体质，减少疾病；一旦患病，以利尽早发现，及时治疗，早日康复，将疾病带来的损害降至最低限度。一书在手，犹如请了一位与您面对面交谈的专家，可以随时为您答疑解惑。丛书不仅适合患者阅读，也适用于健康人群预防保健参考所需。限于水平与时间，不足之处在所难免，望广大读者批评、指正。

编者

2015 年 10 月

目录

第1章 疾病扫盲
—— 若想健康身体好，基础知识须知道

第2章　发病信号
——疾病总会露马脚，练就慧眼早明了

第3章　诊断须知
——确诊病症下对药，必要检查不可少

第4章　**治疗疾病**
　　——合理用药很重要，综合治疗效果好

第 1 章

疾病扫盲

若想健康身体好，基础知识须知道

何谓弱视

眼球没有器质性病变，以功能性因素为主所引起的远视力低于0.9，而且矫正视力又达不到正常；或者有器质性改变及屈光异常，但与其病变不相适应的视力低下和不能矫正的称为弱视。弱视按程度分为轻度弱视（视力 0.8 ~ 0.6）、中度弱视（视力 0.5 ~ 0.2）、重度弱视（视力低于或等于 0.1）。弱视在视觉发育期间均可发生，多在 1 ~ 2 岁就开始。弱视发病愈早，其程度就越重。

视觉是什么

人的感觉有许多种，如触觉、味觉、嗅觉等，可通过触摸物体的形状、品尝味道、嗅其气味来感觉物体。而视觉是一种极为复杂和重要的感觉，人所感受的外界信息 80% 以上来自视觉。视觉的形成需要有完整的视觉

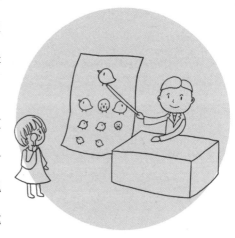

分析器，包括眼球和大脑皮层枕叶，以及两者之间的视路系统。由于光线的特性，人眼对光线的刺激可以产生相当复杂的反应，表现有多种功能。当人们看东西时，物体的影像经过瞳孔和晶状体，落在视网膜上，视网膜上的视神经细胞在受到光刺激后，将光信号转变成生物电信号，通过神经系统传至大脑，再根据人的经验、记忆、分析、判断、识别等极为复杂的过程而构成视觉，在大脑中形成物体的形状、颜色等概念。人的眼睛不仅可以区分物体的形状、明暗及颜色，而且在视觉分析器与运动分析器（眼肌活动等）的协调作用下，产生更多的视觉功能，同时各功能在时间上与空间上相互影响，互为补充，使视觉更精美、完善。因此视觉为多功能名称，我们常说的视力仅为其内容之一，广义的视功能应由视觉感觉、量子吸收、特定的空间－时间构图及心理神经一致性四个连续阶段组成。

光觉是如何形成的

当可见光线穿过角膜、晶状体、玻璃体在视网膜上被感光细胞所吸收，感光细胞即产生一系列复杂的化学变化，将其转换为神经兴奋，并通过视神经传至大脑，在大脑中产生光的感觉，从而形成光觉。因此光觉是指视网膜对光的感受能力，它是视觉的基础。为了产生视觉，进入眼睛的光线必须达到能引起视细胞兴奋的能量，并且要有足够的作用时间。

色觉是如何形成的

正常人的眼睛不仅能够感受光线的强弱，而且还能辨别不同的颜色。人辨别颜色的能力叫色觉，换句话说，是指视网膜对不同波长光的感受特性，即在一般自然光线下分解各种不同颜色的能力。这主要是黄斑区中的锥体感光细胞的功劳，它非常灵敏，只要可见光波长相差 3 ~ 5nm，人眼即可分辨。色的感觉有色调、亮度、色彩度（饱和度）三种性质，正常人色觉光谱的范围由 400nm 紫色到约 760nm 的红色，其间大约可以区别出 16 个色相。人眼视网膜锥体感光细胞内有三种不同的感光色素，它们分别对 570nm 的红光、445nm 的蓝光和 535nm 的绿光吸收率最高，红、绿、蓝三种光混合比例不同，就可形成不

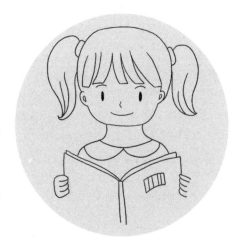

同的颜色，从而产生各种色觉。红、绿、蓝三种颜色称为三原色，彩色电视机就是根据这一理论研制成的。

什么是形觉

　　形觉是视觉系统重要的感觉功能之一，是人的眼睛辨别物体形状的能力。形觉的产生首先取决于视网膜对光的感觉，其次是视网膜能识别出由两个或多个分开的不同空间的刺激，通过视中枢的综合和分析，形成完整的形觉。形觉包括视力，也就是我们通常所说的分辨力和视野等。在医学上，把人眼的分辨力大小称为视锐度或视力，视力可分为光觉视力、色觉视力、立体视力和形觉视力。一般所说的视力即指形觉视力，它是指识别物体形状的精确度，即区分细小物体的能力，也就是两个相邻点能被眼分辨的最小距离。视力一词习惯上指中心视力，而中心视力（也叫视敏度）是最基本的形觉内容，而且多指远视力。完整的视力概念除中心视力外，还应包括周边视力，即视野。医生们常用视力表来检查视力，用视野计来检查视野。

什么是暗适应

当我们从明亮的地方走进黑暗的地方，一下子我们的眼睛就会什么也看不见，需要经过一会才会慢慢地适应，逐渐看清暗处的东西，这一过程约20～30分钟，其间视网膜的敏感度逐渐增高的适应过程，就是暗适应，也就是视网膜对暗处的适应能力。

什么是明适应

当我们看完电影，从电影院走出来，在明媚的阳光下，你就觉得阳光眩目，睁不开眼，要过一会儿才能看清周围的景物，这一过程正好与暗适应相反，称之为明适应，感受强光是锥细胞的职责和功能，也称之为明视觉或昼光觉。从暗处到亮处，在强光的刺激下，视网膜中视锥细胞立即投入工作，刚开始时工作的视锥细胞还较少，眼对光刺激的敏感度还很大，所以觉得光线刺眼，周围的景物无法看清。但在很短的时间内，视锥细胞都投入了工作，眼对光的敏感度降低，这时对强光能够适应，看物体也很正常。锥细胞感光色素再生很快，其再生过程同杆细胞的暗适应过程相反，即其敏感性随着曝光时间的增加而降低，因此明适应在最初的数秒钟内敏感度迅速降低，此后变慢，明适应的过程大约在 1 分钟左右即可完成。一般来说，目标的照明条件略高于眼睛的适应光的水平，则视觉功能最佳。在明适应下产生良好的中心视力包括形觉和色觉。在低照明的环境下经过调节，已经适应的眼睛，若在极短的时间里暴露在极亮的光线下，虽然也能迅速明适应，但在闪光照射之后，眼睛将处于非常高的明适应状态，此时再回到低照明的环境下，视觉功能大大降低，并可短暂丧失。这种由于高强度的闪光引起的暂时性光敏感度下降，称为闪光盲。我们都有这样的体验，在房间里照相时，闪光灯对着你的眼睛一闪，随后你就觉得眼前一片漆黑，要过一会才能看清景物。闪光的强度越强，恢复的时间也就越长。敏感度恢复正常，需要半小时以上。国外根据眼睛的这一特点，研制出一种闪光弹，专门对付犯罪分子。这种闪光弹的亮度远比闪光灯强，在短暂的极强光线刺激下，犯罪分子眼前一片漆黑，只能束手就擒。

什么是视野

当我们向正前方注视一个物体时，在不转动眼球的情况下，除了物体外，物体周围的景象也能看见；当我们的旁边有物体时，并不需要转过头去，只需用眼角的余光一扫，虽然看得不是很清楚，

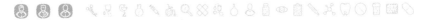

却也能知道，这种用眼睛能看到的空间范围，在医学中称为视野。与中央视力相对而言，它是周围视力。

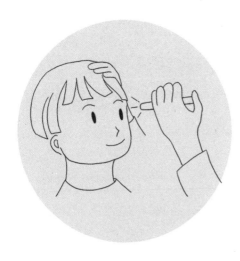 立体视是怎么回事

让我们做一个小实验：左右手各拿一支圆珠笔，两手平伸，笔尖慢慢地靠拢，可以发现很容易地将两支笔尖对准；如果闭上一只眼试试，可就不怎么容易了。这是为什么呢？当我们的两眼注视一个物体时，物体分别在左右眼的视网膜上形成两个图像，但由于左右眼有一定的间隔，左眼可以看到图像的略偏左侧，右眼可以看到图像的略偏右侧，因此两个图像并不完全相同，不能完全重合。这样视觉图像传入大脑，经过大脑的合成、判别，使物体产生了空间的深度感，有了立体感，这就是立体视，立体视又称深度觉或立体觉。当我们闭上一只眼后，只有一个单一的图像传入大脑，这样就建立不起立体感觉，

8

看到的物体都是在一个平面上。因此闭上一只眼睛后，要对准笔尖就不怎么容易了。

人为何要眨眼

这其实是一种生理需要。眨眼时，可以让泪液均匀地湿润角膜、结膜，使眼球不至于干燥，保持角膜光泽，清除结膜囊灰尘及细菌。如果不眨眼，眼球上的泪膜会很快地蒸发，我们就会觉得眼睛干涩不舒、刺痛、流泪，不信你试试坚持一分钟不闭眼，你准受不了！因此眨眼实际上是一种保护作用。当风沙入眼时，由于异物的刺激，会产生反射性的眨眼，通过眨眼企图用泪液将入眼的异物冲洗掉。不能眨眼或过于频繁地眨眼，这都属于不正常。有的人由于面部神经麻痹而不能眨眼，因此眼球干燥、疼痛，是很难受的。有的小孩子因模仿别人的眨眼动作，养成了习惯性的频繁眨眼，这种习惯往往一下子难以改掉，让人看起来十分难受，是很不好的习惯，应当纠正。有的人是因为有慢性结膜炎、沙眼、浅层点状角膜炎等眼病，眼睛不舒服，而频繁眨眼，这时就应该到医院请医生检查和治疗。

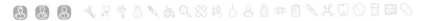

眼球是由哪些组织构成的

　　眼球壁由外向内可分为三层：纤维膜、色素膜和视网膜。纤维膜由纤维组织构成，较硬，坚韧而有弹性，对眼球有保护作用，并能维持眼球的形状，似鸡蛋壳一样，纤维膜又可分为角膜、巩膜、角巩膜缘。色素膜又叫葡萄膜，具有营养眼内组织及遮光的作用，自前向后又可分为虹膜、睫状体和脉络膜三部分，虹膜中间有一直径 2.5 ~ 4mm 的圆孔，这就是我们熟悉的瞳孔。不同人种的虹膜是有差别的，黄种人含色素较多，呈棕褐色，远看如黑色，而白种人色素少，呈浅灰色或淡蓝色。在虹膜的表层有凹凸不平的皱褶，据科学家研究，这些皱褶像指纹一样每个人都不相同，而且不会改变。根据虹膜的这一特点，制成了电子密码门锁，当开门者把眼睛凑近扫描孔，扫描装置就会将虹膜的图像扫描下来，并与预先设置好的图形进行对比，如果吻合，门锁自动打开。最里面是视网膜，它紧贴着脉络膜内面，为高度分化的神经组织薄膜，具有感光作用。

　　眼内容物包括房水、晶状体和玻璃体。这三部分加上外层中的角膜，就构成了眼的屈光系统。房水为无色透明的液体，充满前后房，约有 0.15 ~ 0.3ml，它具有营养和维持眼内压力的作用。晶状体位于虹膜后面，玻璃体前面，借助悬韧带与睫状体相联系，是一种富有

10

弹性、透明的半固体，形状似双凸透镜，是眼球重要的屈光间质之一。玻璃体为无色透明胶状体，充满晶状体后面的空腔里，具有屈光、固定视网膜的作用。

视路包括哪些部分

景物在视网膜上成像，视网膜上的神经细胞在受到光刺激后，产生神经冲动，通过神经系统传至大脑中的视觉中枢。这种视觉信息的传导路径称为视路，它从视网膜神经纤维层起，至大脑枕叶皮质纹状区的视觉中枢为止，包括视网膜、视神经、视交叉、视束、外侧膝状体、视放射和枕叶皮质视中枢。

视网膜是把光的视觉信息转换为神经冲动的地方，并由此经过双极细胞传至神经节细胞，由神经节细胞发出的神经纤维（即轴突）向视盘汇聚。

视神经是中枢神经系统的一部分。它从视盘起，至视交叉前止，全长 42～50mm。按其部位可分为眼内段、眶内段、管内段和颅内段四部分。眼内段是从视盘开始，神经纤维穿过巩膜筛板为止的一段，这一段神经纤维处于眼球之内，故名，长约 1mm 左右。眶内段从巩膜筛板之外起，至颅骨视神经管，长约 30mm，呈"S"形，以利于眼球的转动，因位于眼眶之内而得名。管内段则是神经纤维通过颅骨视神经管的部分，长约 6 ～ 10mm。颅内段则是指视神经出视神经管后进入颅内至视交叉前膝的部分，长约 10mm。

视交叉呈长方体形，是一 12mm×8mm×4mm 的神经组织，位于蝶鞍上方。在这里来自视网膜鼻侧部的神经纤维经交叉后至对侧，即来自左眼的神经纤维转至右侧，而右侧的神经纤维转至左侧。来自颞侧的神经纤维则不交叉。经过视交叉后位置重新排列的一段视神经束称为视束，长约 4 ～ 5cm，开始时视束呈圆形束，以后逐渐成为扁圆柱状。

外侧膝状体属于间脑的一部分。外观如马鞍状，视路的周围神经元在此终止，而中枢神经元则从此开始。每一个外侧膝状体大约有 100 万个膝神经细胞，与视神经和视束内的神经纤维数目大致相同。从外侧膝状体至枕叶皮质之间的一段，因神经纤维呈扇形散开，故称为视放射，是由外侧膝状体交换神经元后的新神经纤维组成。视皮质位于两侧大脑半球枕叶皮质后部内侧，每侧与双眼同侧一半的视网膜相关联，右侧的视皮质与右眼颞侧与左眼鼻侧视网膜相关，左侧的视皮质与左眼颞侧与右眼鼻侧视网膜相关。视神经纤维最终终止于此，视觉信息在此再现。

眼的附属器包括哪些组织

人的眼睛除了眼球壁和眼内容物外，还有一些附属器，它们是眼睑、结膜、泪器、眼外肌和眼眶。眼的附属器虽然与视觉没有直接的关系，但它们也是不可缺少的。

眼睑分为上下两部分，俗称为上下眼皮，其游离缘称为睑缘。上下睑缘间的裂隙称睑裂，其内外联结处分别称为内眦和外眦。正常平视时睑裂高度约 8mm，上睑遮盖角膜上部 1～2mm。内眦处有一小的肉样隆起，称泪阜，为变态的皮肤组织。眼睑起保护眼睛的作用。当遇到危险的时候，人们总是习惯地把眼睛闭上。眼睑边缘的睫毛也有重要的作用，它像房屋的屋檐一样伸出，起着挡灰、遮光、防水的作用，长长的睫毛总是讨人喜欢的，所以有的人要戴假的睫毛。有时候睫毛也不能尽心尽职，它会背叛你，它不向外长，而是倒过来向里长，就像有一把小刷子在刷眼球，这时就要找医生了。

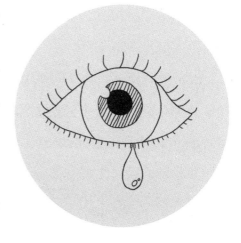

结膜是一层极薄的黏膜，表面光滑，质地透明，覆盖

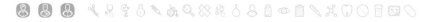

于眼球的前面和眼睑的后面。覆盖于眼睑后面的为睑结膜，覆盖于眼球前面的为球结膜，两者连接部位称为穹窿部结膜，此部结膜组织疏松，多皱褶，便于眼球运动。结膜的分泌腺可分泌液体（泪液的组成部分），起湿润眼球表面的作用。

泪器分为泪腺和泪道两部分，泪腺就是分泌眼泪的，泪道则是眼泪水排泄的通道，泪道包括泪小点、泪小管、泪囊和鼻泪管。眼泪除了表达感情外，更重要的一个作用是湿润眼睛，此外还有杀菌和预防感染的作用。如果缺少泪水的话，眼睛就会干涩不舒，严重的还会导致角膜溃疡。

每个眼睛有六条眼外肌，分别为上下直肌、内外直肌和上下斜肌，它们能协调地运动，使眼球上下左右地转动。正常情况下，两只眼睛的眼外肌能非常准确地同步运动，两只眼球能步调一致地转动，只要有一条眼外肌出了问题，两只眼球在看东西时就不听指挥了，眼球运动受限，眼珠偏斜。

眼眶为方锥形的骨窝，其开口向前，尖朝后。眶外侧壁稍偏后，眼球暴露较多，有利于外侧视野开阔，但也增加了外伤的机会。眼眶外壁较厚，其他三面骨质较薄，且与额窦、筛窦、上颌窦毗邻，当这些鼻旁窦病变时，可累及眶内。在眼眶底部有一小孔，视神经就通过它进入大脑。

黑眼珠的结构和作用是如何的

黑眼珠指角膜，角膜是透明的，位于眼球前中央部分，占眼球表面的 1/6，似手表玻璃一样向前微突，嵌在巩膜上，略呈横椭圆形，正常人角膜横径 11.5 ~ 12mm，垂直径 10.5 ~ 11mm，若直径小于 10mm 或大于 13mm 者为异常。角膜前表面的曲率半径为 7.8mm，后面约为 6.8mm。角膜厚约 0.8 ~ 1mm，中央较薄，周边较厚。角膜可分为五层，由前向后依次为：上皮细胞层、前弹力层、实质层、后弹力层和内皮细胞层。上皮细胞层与前弹力层结合疏松，易因损伤而脱落，但再生能力很强，损伤后可很快再生，不留疤痕。前弹力层抵抗力较弱，易被损伤，无再生能力。实质层占角膜厚度的 90%，损伤后不能再生，以瘢痕组织代替。后弹力层抵抗力较强，在角膜溃疡穿孔前常可见后弹力层膨出，损伤后可再生。内皮细胞层损伤后不能再生，只有靠邻近细胞扩张和移行来填补缺损区。

因角膜透明，表面光滑，内无血管，有屈光作用，在屈光系统中屈光能力最强，形似照相机的镜头，因此当发生近视眼时，人们就会想到改变角膜的曲率，来改善近视程度，所以近年来近视眼手术主要是用激光等方法来改变角膜的曲率，以达到消除近视的目的。角膜感觉神经极为丰富，尤其是角膜表层具有高度敏感性，当角膜受到刺激时，就会迅速地产生关闭眼睑、流泪等反射机制，对眼球起保护作用。角膜内皮细胞层具有角膜 – 房水屏障功能，若角膜内皮细胞失去代偿功能，角膜将会发生水肿和大泡性病变。

白眼珠是指什么部位

白眼珠在医学上是指球结膜及前 1/3 巩膜。球结膜是一层菲薄的黏膜，表面光滑，质地透明，而巩膜呈乳白色，不透明，故外观呈白色。球结膜覆盖眼球前部巩膜表面，止于角膜巩缘，球结膜与巩膜间有眼球筋膜疏松相连，因此球结膜可被推动。当巩膜黄染或结膜下出血时，通过透明的结膜显而易见。若要区别是结膜还是巩膜病变，可观察病变是否可被推动，结膜病变部位浅，可以被推动；而巩膜病变部位相对较深，推之不移。

晶状体的作用和结构是如何的

晶状体是眼球中重要的屈光间质之一。它呈双凸透镜状，前面的曲率半径约 10mm，后面的约 6mm，富有弹性。晶状体的直径约

9mm，厚约 4 ~ 5mm，前后两面交界处称为赤道部，两面的顶点分别称为晶状体前极和后极。晶状体就像照相机里的镜头一样，对光线有屈光作用，同时也能滤去一部分紫外线，保护视网膜，但它最重要的作用是通过睫状肌的收缩或松弛改变屈光度，使看远或看近时眼球聚光的焦点都能准确地落在视网膜上。晶状体由晶状体囊和晶状体纤维组成。晶状体囊为一透明薄膜，完整地包围在晶状体外面。前囊下有一层上皮细胞，当上皮细胞到达赤道部后，不断伸长、弯曲，移向晶状体内，成为晶状体纤维。晶状体纤维在人一生中不断生长，并将旧的纤维挤向晶状体的中心，并逐渐硬化而成为晶状体核，晶状体核外较新的纤维称为晶状体皮质。因此随着年龄的增长，晶状体核逐渐浓缩、扩大，并失去弹性，这时眼的调节能力就会变差，出现老视。

晶状体内没有血管，它所需的营养来自房水，如果房水的代谢出了问题，或晶状体囊受损时，晶状体因缺乏营养而发生混浊，原本透明的晶状体就成为乳白色，而变得不透明，最终影响视力，这就是白内障。现在治疗白内障的方法很多，有一种方法就是干脆把已变得不透明的晶状体拿掉，换上一个人造的晶体，这就是人工晶体植入术。

玻璃体的作用和结构是如何的

玻璃体不是玻璃，它是人眼中类似于玻璃一样的物质，其无色透明，半固体，呈胶状，其主要成分是水，占了玻璃体体积的99%左右。玻璃体的前面有一凹面，正好能容纳晶状体，称为玻璃体凹。年轻时，晶状体与玻璃体能较好地紧密粘连，随着年龄的逐渐增长，晶状体与玻璃体的粘连性也逐渐变差，因此在老年性白内障手术时很容易将它们分开。玻璃体周围有一层密度很高的物质，称为玻璃体膜，并分为前后两部分：前界膜与后界膜。玻璃体内没有血管，它所需的营养来自房水和脉络膜，因而代谢缓慢，不能再生，若有缺损，其空间就由房水来充填。当玻璃体因各种原因发生混浊，看东西时，就会觉得眼前如有蚊虫飞舞。此外随着年龄的增大，或由于高度近视等原因，半固体的凝胶状玻璃体就会逐渐变成液体状，这叫玻璃体液化。

玻璃体和晶状体房水、角膜等一起构成了眼的屈光间质，并且对视网膜和眼球壁起支撑作用，使视网膜与脉络膜相贴。在外伤或手术中，一旦发生玻璃体丢失，就容易造成视网膜脱离。

眼底的组织包括哪些部分

眼底顾名思义是指眼睛的底部，也就是眼睛最里面的组织。它包括视网膜、视神经乳头和视网膜中央血管。视网膜就像一架照相机里的感光底片，专门负责感光成像。当我们看东西时，物体的影像通过屈光系统，落在视网膜上，视网膜上的感觉层是由三个神经元组成，第一神经元是视细胞层，专司感光，它包括锥细胞和杆细胞。人的视网膜上共约有 1.1 亿～1.3 亿个杆细胞，有 600 万～700 万个锥细胞。杆细胞主要在离中心凹较远的视网膜上，而锥细胞则在中心凹处最多。第二层叫双节细胞，约有十到数百个视细胞通过双节细胞与一个神经节细胞相联系，负责联络作用。第三层叫节细胞层，专管传导。视信息在视网膜上形成视觉神经冲动，沿视路将视信息传递到视中枢形成视觉，这样在我们的头脑中建立起图像。视网膜是一层透明薄膜，因脉络膜和色素上皮细胞的关系，使眼底呈均匀的橘红色。后界位于视盘周围，前界位于锯齿缘，其外面紧邻脉络膜，内面紧贴玻璃体。组织学上视网膜分为 10 层，由外向内分别为：色素上皮层，视锥、视杆细胞层外界膜，外颗粒层，外丛状层，内颗粒层，内丛状层，神经节细胞层，神经纤维层和内界膜。视网膜后极部有一直径约 2mm 的浅漏斗状小凹陷区，称为黄斑，这是由于该区含有丰富的叶黄素而得名。其中央有一小凹为黄斑中心凹，黄斑区无血管，但因色素上皮细胞中含有较多色素，因此在检眼镜下颜色较暗，中心凹处可见反光点，称为中心凹反射，它是视网膜上视觉最敏锐的部位。因此如果眼底有疾病的话，将对视觉有很大的影响。表现为视力下降，视物变形、变色，视大变小。

视盘位于黄斑区颞侧约 3mm 处，直径约 1.5mm，境界清楚，呈淡红色、圆盘状，视网膜上视觉纤维在此汇集，并于此穿出眼球向视中枢传递。视盘中央有一小凹陷区，称为视杯或生理凹陷。视盘是视神经纤维聚合组成视神经的起始端，它没有视细胞，因而没有视觉，在视野中是生理盲点。视网膜中央血管由视神经乳头进入眼底。因为视神经与脑神经直接相连，当脑组织有疾病时，就会导致视神经发生改变。

视网膜中央血管进入眼底后分为颞上、颞下、鼻上、鼻下四支，然后又分为许多小支，动脉较细，呈鲜红色；静脉较粗，呈暗红色，通过血管壁可以看到血柱。平时我们要了解血管组织是不容易的，因为血管被包在肌肉里、皮肤下，而眼底有丰富的血管，眼睛里的角膜、晶状体、玻璃体是透明的，因此可以通过检查眼底来了解全身的血管组织状况，如眼底血管的硬化、出血、渗出、水肿及血管瘤样改变等都能反映全身某些病变的性质、程度等，因此眼底血管就像是全身血管的一扇窗户。

弱视与近视有何不同

　　弱视与近视根本不是一种病。近视眼是由于眼调节肌肉睫状肌过度紧张或遗传等原因造成眼轴变长引起的看远不清楚，看近清楚的眼病，戴镜后矫正视力多可恢复正常，而弱视是一种视功能发育迟缓、紊乱，常伴有斜视、高度屈光不正，戴镜视力也无法矫正到正常的眼病，两种病有本质的不同。

　　弱视对儿童视功能的危害比近视大得多。因为近视仅仅是视远时视力下降，不伴有其他视功能损害，视力矫正不受年龄限制；而弱视患儿不仅视力低下，不能矫正，可能无双眼单视功能，无立体视，今后不能胜任驾驶、测绘及精细性工作，不仅影响工作前途，而且直接影响到我国的人口素质。

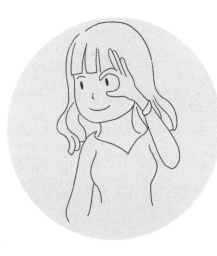

21

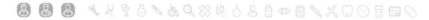

弱视的病因有哪些

引起弱视的病因比较多，归纳起来有以下原因：小儿斜视、较高度远视、近视和散光、先天性白内障、重度眼睑下垂，以及先天的视中枢及视神经发育不良等。

弱视分几种类型

弱视的分类方法也有很多，根据病因不同弱视可分为以下几类。

（1）斜视性弱视。患者有斜视或曾有过斜视，同时伴有弱视，但无眼底异常。目前认为这是因为斜视引起复视和视觉紊乱使患者感到极度不适，大脑视皮质主动抑制由斜眼黄斑传入的视觉冲动，该眼黄斑部功能长期被抑制，形成了弱视。这种弱视是斜视的后果，是继发的、功能性的，因而是可逆的，预后是好的。但偶有少数原发性者即使在积极治疗下视功能改善也不显著。

（2）屈光参差性弱视。由于两眼黄斑部所形成的物象清晰度不等，即使屈光不正得到矫正，屈光参差所造成的物象大小仍然不等，致使双眼物象不易或不能融合为一，视皮质中枢只能抑制屈光不正较大眼睛的物象，日久遂发生弱视，这类弱视也是功能性的，因而是可逆的。

（3）形觉剥夺性弱视。在婴幼儿期，由于角膜混浊、先天性白内障或上睑下垂遮挡瞳孔，致使光线刺激不能充分进入眼球，剥夺了黄斑部接受正常光刺激的机会，产生功能性障碍而发生弱视。

（4）先天性弱视。发病机制目前尚不十分清楚。VonNoorden推测新生儿常有视网膜或视路出血，可能影响视功能的正常发育。有些先天性弱视继发于眼球震颤。

（5）屈光不正性弱视。多为双侧性，发生在没有戴过矫正眼镜的高度屈光不正患者，双眼视力相等或相近，屈光不正性弱视多见于远视性屈光不正者。这种弱视因双眼视力相差不多，没有双眼物像融合障碍，故不引起黄斑部功能抑制，所以配戴合适的矫正眼镜后，视力能逐渐提高，无需特殊治疗，但为时较长。

从表面上看，以上五种均是弱视，但在发病机制方面有本质区别。斜视和屈光参差性弱视进入双眼的光刺激是等同的，双眼黄斑部都参与视功能的发生、发展过程，所以预后较好。但形觉剥夺性弱视是在婴幼儿期视功能尚未发育到完善或成熟阶段，视网膜未能得到足够的光刺激而未能充分参与视功能的发育过程，造成弱视，这种弱视不仅视力低下，且预后也差。单眼障碍造成的后果较双眼者更为严重。所以由于眼病而遮盖婴幼儿眼睛时应特别慎重，以免形成剥夺性弱视（尤其 6 个月以内的患儿）。

综上所述，先天性及形觉剥夺性弱视预后较差。屈光不正性、斜视性、屈光参差性弱视预后较好，关键在于早期发现，及时和正确治疗，绝大多数视力可提高，获得正常视力的可能性也相当大。

我国弱视的患病人数相当可观

Nelson 统计弱视的患病率在学龄前儿童及学龄儿童为 1.3% ～ 3%。VonNoorden 认为在一般人群有 2% ～ 2.5% 患有弱视。

我国全国弱视斜视防治学组对大量学龄前儿童进行普查与筛选，弱视的患病率为 2.8%。我国是一个人口大国，估计弱视的患病人数相当可观。

弱视是如何发生的

（1）视觉剥夺。Wiesel 和 Hubel 首先发表，关于缝合视觉未成熟小猫的眼睑所造成的视觉剥夺引起的视皮层的生理学改变和在外侧膝状体的组织学改变。这些实验指出在小猫出生后 12 周内缝合单侧眼睑，可以显著减少受被剥夺眼刺激的和与双眼连接的脑皮层细胞。视觉中枢发生功能性变化，同时外侧膝状体接受被剥夺眼输入的细胞层次也发生组织学变化。被剥夺眼的细胞比正常眼的明显缩小。在不同病因引起的实验性弱视（视觉剥夺综合征）中，有很多表现是相同的，因此其发病机制也是相同的，即视觉剥夺。单侧或双侧眼睑缝合与完全性白内障或广泛角膜混浊可以比拟，它们都同样地减弱进入眼内的光线，使黄斑不能形成清晰物像。屈光参差患者的屈光度更高的一只眼的物像是模糊的，高度远视的双眼物像也是模糊的。在斜视病例，斜视眼的聚焦物像是由注视眼的调节需要决定的，所以斜视眼的物像经常是模糊不聚焦的。因此各种弱视都有视觉（形觉）剥夺问题。

（2）双眼相互作用。在形成弱视方面另有一个重要因素，即双眼相互作用。在正常情况下，位于外侧膝状体或脑皮层的双眼细胞处于平衡状态。在出生后早期视觉发生异常时，被剥夺眼的细胞在两眼竞争过程中处于不利地位，因而生长受到阻碍。这发生在两

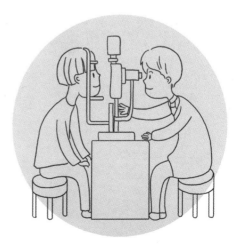

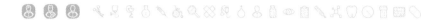

眼视觉输入不等的情况下，例如在单侧眼睑缝合或远视性屈光参差，非剥夺眼的清晰物像与剥夺眼或屈光度更大的那只眼的模糊物像之间发生竞争。在斜视眼黄斑上形成的物像与注视眼黄斑上的也不同，这也引起竞争。

动物实验和临床病例都显示在弱视形成的机制方面，双眼竞争也参与的。双侧形觉剥夺性弱视纯属双侧先天性白内障、致密的角膜混浊或未矫正的双侧高度远视的结果；而由于斜视、屈光参差、单侧白内障以及遮盖性弱视引起的单侧弱视则是形觉剥夺和双眼相互作用异常合并而形成的。

（3）脑皮质主动抑制。近年来生物学和药理学方面都有些初步实验性报道证实在发育性弱视确实存在有脑皮质主动抑制。

低视力与弱视的区别

弱视是眼部无器质性病变。而低视力是指双眼视功能减退到一定程度，不能用手术、药物或常规屈光矫正来提高视力。

根据世界卫生组织（WHO）于1973年制定的标准，低视力是指最佳视力低于0.3而等于或优于0.05者，最佳视力低于0.05者则称为盲。再详细划分的话，视力低于0.3而等于或优于0.1者为1级

（低视力）；视力低于 0.1 而等于或优于 0.05 者为 2 级（低视力）；视力低于 0.05 而等于或优于 0.02（1m 指数）者为 3 级（盲）；视力低于 0.02 而等于或优于光感者为 4 级（盲）；无光感者则为 5 级（盲）。以上情况均属于视

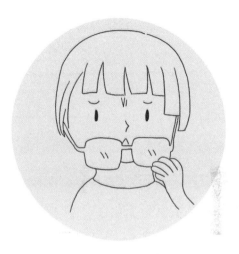

力残疾的范围。要注意的一点是盲及低视力均指双眼，且以视力较好的一眼的矫正视力为准。另外，由于视野也是视功能的一个主要方面，所以虽然中心视力好，但视野过小者，也属于视力残疾范围。如视野半径小于 10° 而大于 5° 者为 3 级（盲），视野半径小于 5° 者为 4 级（盲）。我国于 1987 年也制定了视力残疾标准，将 WHO 的标准作了一定简化，即将 WHO 的 1 级叫作二级低视力，2 级叫作一级低视力，3 级叫作二级盲，4 级、5 级合为一级盲。同时规定了给 3 周岁以上受检者检查视力，应使用国际标准视力表，或由孙葆忱研制的《儿童图形视力表》。

有哪些原因可导致低视力

　　首先，不同的年龄段人群中，导致低视力的原因有很大不同。根据国外的资料，在 29 岁以下人群中，先天性眼病占了病因的绝大多数，按顺序排列分别是先天性眼部结构缺损及眼球震颤、先天性白内障、黄斑部营养障碍、先天性视神经萎缩、白化病、原发性视网膜色素变性、晶体后纤维增生等；在 30 ～ 59 岁人群中，按顺序排列分别是视神经萎缩、原发性视网膜色素变性、糖尿病性视网膜病变、黄斑部营养障碍、近视性视网膜脉络膜病变等；在大于 60 岁的人群中，则是老年性黄斑损害占了绝大多数，达 50% 以上，其次是青光眼、老年性白内障、糖尿病性视网膜病变、视神经萎缩、近视性视网膜脉络膜病变等。

　　如果不分年龄，根据我国的调查结果，占低视力病因第一位的是高度近视，第二位的是视神经萎缩，第三位的是先天性小角膜及小眼球，第四位的是原发性视网膜色素变性，第五位的是先

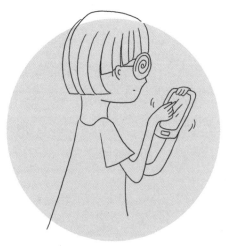

天性白内障术后无晶体眼，其次是黄斑变性、青光眼、先天性眼球
震颤、老年性白内障及先天性白内障等。

屈光不正是什么

使用非自动对焦相机的摄影爱好者初学照相时可能都有这样的
经历，兴冲冲地摆姿势、抢镜头、留纪念，可照片印出后却细节难辨，
放大后更是模糊不清，询问内行，大部分得到的回答是"对焦不准"。
所谓对焦，是指调整照相机镜头，使所拍景物的焦点截面正好落在
胶卷位置上，这样才能得到清晰的照片。人的眼睛和照相机一样，
要能看得清晰也存在焦点问题。人正常的眼轴长约24mm（角膜－晶
体前界面4mm、晶体前界面－晶体后界面4mm、晶体后界面视网膜
16mm），当人看5m以外的物体时，物体的光线是以平行光线进入
眼内的，平行光线从角膜面到网膜经24mm结焦，应需+60D（6000
度）左右屈光率。人眼的屈光系统由角膜、房水、晶体、玻璃体组成，
看远时不用调节，睫状肌完全松弛，平行光线经玻璃体、房水等屈
折后焦点正好落在视网膜上，我们称之为正视眼。如果平行光线进
入不调节的眼后，不论是屈光率的过强或不足、眼轴的过长或过短，
屈折后的焦点截面只要不在或不完全在视网膜上，眼睛都将看不到

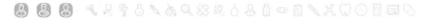

清晰的物体形象，我们称这种眼为非正视眼，也叫作屈光不正。根据焦点与视网膜的关系，屈光不正又可分为三种类型，焦点截面在视网膜前的称为近视眼，焦点截面在视网膜后的称为远视眼其原理见，如各经线焦点不在一个截面则称为散光。

第 2 章

发病信号

疾病总会露马脚，练就慧眼早明了

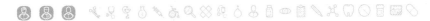

怎样早期发现弱视

（1）学龄前体检。一般的儿童尤其是幼儿园长大的儿童，3岁时经过简单的视力教认，绝大多数都会认视力表。有条件的幼儿园要对孩子视力每年进行一次普查筛选，家长也可自购一张标准视力表，挂在光线充足的墙上，在5m远处让孩子识别。检查时一定要分别遮眼检查，不可双眼同时看，防止单眼弱视被漏检，反复认真检查几次，若一眼视力多次检查均低于0.8，则需带孩子到医院做进一步检查。一般认为检查最好不晚于4岁。

（2）及早发现异常苗头。弱视儿童往往有除了视力低下以外的其他表现，如斜视、视物歪头、眯眼或贴得很近等等。一旦发现孩子有斜视的现象，应尽早到医院眼科检查、确诊，因为约有1/2的斜视合并弱视。上述其他异常现象也要引起重视，要到医院眼科检查是否由眼部疾患引起。

（3）对于婴幼儿和不能配合检查视力的幼儿，可作遮盖试验，大致了解双眼视力情况。有意遮盖一眼，让孩子单眼视物，若很安静而遮盖另一眼时却哭闹不安或撕抓遮盖物，那就提示未遮盖眼视力很差，应尽早到医院检查。

总之，弱视的早期发现主要靠家长、幼儿园、学校、医院的紧密配合，最主要的还是与孩子朝夕相处的家长本人。

弱视有哪些临床表现

（1）光觉。绝大多数患者通过黑暗玻璃片看视力表，视力都相应地减退几行，但有些弱视眼则不然，在弱视眼前放不放黑暗玻璃片都能看清同一行视力表，有时视力甚至可以略有提高。在暗淡和微弱的光线下，弱视眼的视力改变不大。VonNoorden 和 Burian 发现将中性密度滤过片放在正常眼前可使视力减低 3～4 行，但在斜视性弱视眼前（遮盖主眼）放同样密度的滤过片，视力不受影响或仅轻微减低。在器质性弱视（中心性视网膜疾患及青光眼等）眼前放同样密度的滤过片，则视力高度减退。因此他们认为用中性密度滤过片检查可以鉴别可逆性弱视与器质性病变所致的视力减退。后来学者们又发现有些没有器质性病变的可逆性弱视，像器质性弱视一样，在中性密度滤过片检查下，视力也高度减退。这个原因一直不清楚直到 Hess 在低亮度照明下，检查斜视性与屈光参差性弱视的对比敏感性功能（CSF）时，才发现这两组病例的反应不同。

斜视性弱视的 CSF 在低度照明下升高到与正常眼相同，但屈光参差性弱视在低度照明下的 CSF 比正常眼低下，与器质性病变相同。

这些结果提示：中性密度滤过片检查仅能鉴别斜视性与器质性弱视而不能鉴别屈光参差性与器质性弱视。

（2）对比敏感度。对比敏感度（CSF）检查是检查形觉功能的方法之一。通过测定视器辨认不同空间频率的正弦条栅所需要的黑白反差来评定视功能的好坏。它不仅反映视器对细小目标的分辨能力，也反映对粗大目标的分辨能力，故能更全面地反映视功能，远较视力表视力检查敏感。Rogers 检查了弱视患儿的 CSF，发现弱视的视力与 CSF 之间有直线性关系。当视力降低时，CSF 也低下，曲线的高峰值向左移（向低空间频率端）。经遮盖疗法弱视眼视力已达 20/20 时，主眼与弱视眼的 CSF 仍有显著性差异，原弱视眼的 CSF 比主眼仍然低下。斜视性和屈光参差性弱视都同样有这种现象。Hess 发现形觉剥夺性弱视的 CSF 与斜视性及屈光参差性者有显著差异，前者对固定的和移动的视标的敏感度极度低下，有些病例仅见检查视野中有物体移动，但不能分辨具体的条栅。

斜视性弱视患者的 CSF 测定有两种表现，第 1 组仅对高空间频率低下，第 2 组则对高、低空间频率都降低；后者的弱视程度比前者为重而且弱视发病年龄也较早。因此 Hess 建议将斜视性弱视进一步分为高空间频率异常型及全空间频率异常型。这两型在斜视类型、治疗反应及弱视复发各方面都没有区别。

（3）拥挤现象。弱视眼的体征之一是对单个字体的识别能力比对同样大小但排列成行的字体的识别能力要高得多，这个现象叫拥挤现象。Hilton 发现弱视患儿对单个字的视力可能正常或接近正常，只有用排列成行的字体检查，才能发现弱视。因此用单个字体的检查结果不能反映弱视的真实情况。

约有 1/3 的发育性弱视在初起时没有拥挤现象，但在治疗期间忽然出现。各弱视眼对行字体与单个字体识别力的差异很大。行字体视力越低下则二者之间的差别也越大，有的很惊人。例如有些病例的行字体只能识别 6/30 而单个字体的识别力则为 6/6，单个 E 字视力表为 0.6 者仅为行字体 E 字表的 0.25 左右。这是因为邻近视标之间的轮廓相互影响关系。

最初认为拥挤现象仅见于弱视，是弱视患者所具有的特征。Tommila 则持不同意见，认为拥挤现象与视力水平有关，视力越差，拥挤现象越严重。因为由于其他眼病引起的视力高度减退也可有这现象。同时在人为的（用镜片使视力模糊）病例也可引起本现象。

用 Snellen 视力表作为检查弱视的程度和治疗效果的依据是不完全恰当的，尤其为深度弱视，因为 Snellen 视力表在 0.1 ~ 0.3 行处只有 1 ~ 3 个字，由于字数少，容易记忆，也不易引起拥挤现象。为了克服这些不足，Tommila 设计了一种新型视力表，每一行的字数相等。

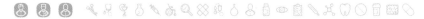

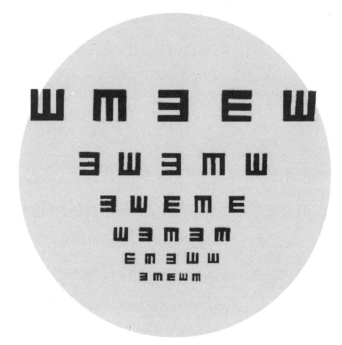

Tomilla视力表

用 Snellen 视力表与新型表对 84 例弱视患儿进行测验和对比，发现仅在视力为 0.05 ~ 0.1 的患儿中，这两种不同的 E 字表的检查结果有明显差异，最大的差别为 5.8 倍，单个 E 字表为 0.6 者仅为行列 E 字表的 0.25 左右。

发育性弱视患者应有单个字体和行列字体两种视力表检查。弱视治疗的目的是要使行字体视力变为正常。行字体视力不正常者不能算作弱视治愈。治疗一个时期后，如果单个字体的识别力变为正常而行字体视力仍不正常则预后不佳，获得的视力多不能维持。两

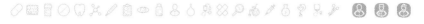

者之间的差别越大，预后越差，两者的差别逐渐缩小，则预后良好。

治疗结束时，患者有无拥挤现象对于判断预后有相当价值。检查拥挤现象有临床意义，应当常规执行。

（4）注视性质。弱视患者中有两种不同注视性质，即中心注视及旁中心注视。

可用投射镜（projectoscope）检查。遮盖健眼，令患者用弱视眼直接注视投射镜中的黑星，检查者观看投射镜中的黑星是否正好位于患眼的黄斑中心凹上。用黄斑中心凹注视者称中心注视，用中心凹周边处视网膜注视则称旁中心注视。

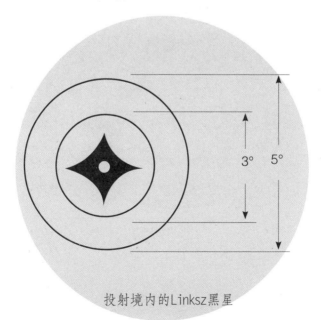

投射境内的Linksz黑星

用投射镜将注视性质分为 4 型：中心注视—黄斑中心凹恰好在黑星中央，如果中心凹在黑星上轻微移动但不出黑星范围，则为不稳定中心注视；旁中心凹注视—中心凹在黑星外但在 3° 环内；黄斑注视—中心凹在 3° 环与 5° 环之间；周边注视—中心凹在黄斑边缘部与视盘之间，偶有在视盘鼻侧者。这个分类法简明易记，也符合临床及科研应用。

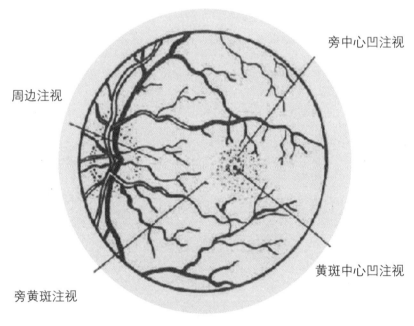

检眼镜下的注视地位

旁中心注视可以是水平位也可以是垂直的，可以是稳定的也可以是游走性的，离黄斑中心凹越远，游走性越大。游走性旁中心注视的预后比稳定性旁中心注视者优越。一般趋势是注视点离中心凹越远，该弱视眼的视力越差。

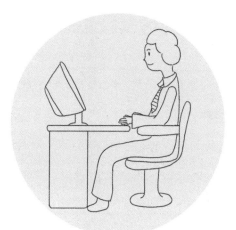

没有投射镜者可用手电筒比较两眼的 Kappa 角，估计弱视眼为中心注视抑或旁中心注视。如为中心注视，则角膜光反射必位于两眼的相同位置，说明两眼 Kappa 角的大小和"正""负"完全相同。如为旁中心注视，则两眼的 Kappa 角有显著差异。用手电筒估计注视性质，方法简便易行，不用特殊器械，但结果并非绝对准确，极轻度的旁中心注视不易察觉。

国外各家报道的旁中心注视的发生率极不一致（23% ~ 82%）。

检查注视性质对估计预后及指导治疗有重要临床意义。如果患眼不能转变为中心注视则视力进步的可能性很小。这并不意味着注视点转为中心后视力就可以恢复正常和持久，但也不能否认中心注视是获得标准视力的基础。

弱视可以发生的并发症

弱视可以并发屈光不正、斜视、屈光参差、先天性白内障、完全性上睑下垂等。

第 3 章

诊断须知

确诊病症下对药，必要检查不可少

🧑‍⚕️ 怎样进行视力检查

标准的视力检查包括远视力和近视力两方面。

检查远视力，我国通常用国际标准视力表和我国缪天容创立的对数视力表。检查时，被检者坐在距视力表 5 m 的地方，国际标准视力表 1.0 或对数视力表 5.0 与被检眼在同一水平，双眼分别检查，先右后左，从上而下。受检者迅速说出视标缺口方向，把说对的最小视标一行的字号记录下来。正常人的视力为 1.0 或 5.0。当视力低于 0.1 时，可逐步走近视力表，按 0.1 × d/5 算出（d 为被检者看清该行时距视力表的距离）其视力。如在 3 m 处以看清 0.1 时，则视力为 0.06。当视力低于 0.01 时，即在 0.5 m 处不能辨别 0.1 时，改为指数（FC）/ 距离。若 5cm 还不能辨认指数则改为手动（HM）/ 距离。如对手动亦无感觉，可在暗室内用烛光或手电筒照射眼睛记录光亮为光感（LP），或无光感。如有光感，要作光定位检查。

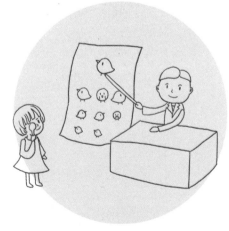

检查近视力时，我国通常用 Jaeger 氏近视力表和我国徐广第设计的 E 字标准近

视力表。视力表应放在光线充足的地方，或用日光灯照明。正常人在正常光线下距离 30cm 能看清楚第 10 行为 1.0。如果因近视或远视而改变了视力表与眼睛的距离，则将改变的距离一并记录。

眼的一般检查包括哪些内容

眼的一般检查，包括眼附属器和眼前段检查。

（1）眼附属器检查：包括眼睑、结膜、泪器、眼球位置和眼眶的检查。

①眼睑检查。一般是在自然光线下用望诊和触诊检查。主要观察：眼睑有无先天异常，如眼睑缺损、睑裂狭窄、上睑下垂等；眼睑皮肤异常，如红、肿、热、痛、皮下气肿、肿块等；眼睑的位置异常，如比较双侧睑裂的宽窄，有无睑内外翻；睑缘及睫毛异常。

②泪器检查。包括泪腺、泪道两部分。检查泪腺区有无肿块，注意泪点位置有无内外翻及闭塞，泪囊区有无红肿、压痛和瘘管，挤压泪囊时有无分泌物自泪点溢出，并通过器械检查泪液的分泌量，泪道是否狭窄及阻塞。

③结膜检查。注意结膜的颜色，光滑透明度，有无充血水肿、乳头增生、滤泡、瘢痕、溃疡和新生肿块等。

④眼球及眼眶检查。检查时应注意眼球的大小、形状位置和眼球的运动，有无不随意的眼球震颤。

（2）眼球前段检查：包括角膜、巩膜前段、前房、虹膜、瞳孔、晶体的检查。

①角膜检查。注意角膜的大小透明度、表面光滑度、新生血管、弯曲度和知觉。

②巩膜检查。注意巩膜有无黄染、结节、充血和压痛。

③前房检查。注意前房深浅，房水有无混浊、积血、积脓、异物等。

④虹膜检查。注意虹膜颜色、纹理，有无新生血管、萎缩、结节、囊肿、粘连，有无虹膜根部离断、缺损、震颤和膨隆现象。

⑤瞳孔检查。注意瞳孔的大小、位置、形状，瞳孔区有无渗出物、机化膜及色素，瞳孔的直接对光反射、间接对光反射、近反射是否存在。

⑥晶体检查。注意晶体透明度、位置和晶体是否存在。

色盲和色弱是怎样确定的

色盲和色弱的检查大多采用主觉检查，一般在较明亮的自然光线下进行，常用检查方法如下。

（1）假同色图。通常称为色盲本，它是利用色调深浅程度相同而颜色不同的点组成数字或图形，在自然光线下距离 0.5 m 处识读。检查时色盲本应放正，每一图不得超过 5 秒钟。色觉障碍者辨认困难，读错或不能读出，可按照色盲表规定确认属于何种色觉异常。

（2）色线束试验。把颜色不同，深浅不同的毛线束混在一起，令被检者挑出与标准线束相同颜色的线束。此法颇费时间，且仅能大概定性不能定量，不适合于大面积的筛选检查。

（3）颜色混合测定器。Nagel 根据红 + 绿 = 黄的原理，设计出的一种光谱仪器，它可以定量地记录红绿光匹配所需的量，以判定红绿色觉异常，此法既能定性又能定量。

裂隙灯显微镜能发现哪些眼病

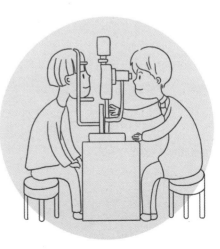

许多人有这样的经历，在眼科看病时，暗室中有一台仪器，既像望远镜，又像显微镜，这就是眼科医师常说的裂隙灯显微镜，是眼科检查必不可少

的重要仪器。裂隙灯显微镜由照明系统和双目显微镜组成，它不仅能使表浅的病变观察得十分清楚，而且可以调节焦点和光源宽窄，做成"光学切面"，使深部组织的病变也能清楚地显现，那么裂隙灯显微镜能观察到哪些眼病呢？

当用弥散照明法时，利用集合光线，低倍放大，可以对角膜、虹膜、晶体做全面的观察。

（1）当用直接焦点照明法时，可以观察角膜的弯曲度及厚度，有无异物及角膜后沉积物（KP），以及浸润、溃疡等病变的层次和形态；焦点向后推时，可观察到晶体的混浊部分及玻璃体前面 1/3 的病变情况；如用圆锥光线，可检查房水内浮游的微粒。

（2）当用镜面反光照射法时，可以仔细观察角膜前后及晶体前后囊的细微变化，如泪膜上的脱落细胞、角膜内皮的花纹、晶体前后囊及成人核上的花纹。

（3）当用后部反光照射法时，可发现角膜上皮或内皮水肿、角膜后沉着物、新生血管、轻微瘢痕，以及晶体空泡等。

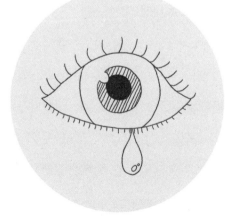

（4）当用角巩缘分光照

明法时，可以发现角膜上极淡的混浊，如薄翳、水泡、穿孔、伤痕等。

（5）当用间接照明法时，可观察瞳孔括约肌、虹膜内出血、虹膜血管、角膜血管翳等。同时裂隙灯显微镜还可以附加前置镜、接触镜及三面镜等，配合检查视网膜周边部、前房角及后部玻璃体，经双目观察更可产生立体视觉。

眼底荧光血管造影方法有什么临床意义

眼底有丰富的血管，由于某些原因会使眼底产生病变，从而造成视力的下降。为了观察眼底血管的状况，眼科医生经常采用眼底荧光血管造影的方法。将被检眼充分散瞳，从肘前静脉快速注入荧光素后，用装有特定滤光片组合的眼底照相机，专门拍摄眼底血管中荧光素循行时吸收激发光线后所发射出的荧光。眼底荧光素经过的地方能使胶片感光而显影，从而了解眼底微循环结构及各种生理病理变化，为多种眼底疾病的诊断、治疗、疗效观察和机制研究提供有价值的资料。

近期还有人研制出了一些新型造影方法，如靶染料释放系统眼底血管造影、脂质体空泡系统眼底血管造影、吖啶橙眼底血管造影等，但还未普遍用于临床。

视觉电生理检查的临床意义

由于眼睛受光或图形的刺激，会产生微小的电位、电流等电活动，这就是视觉电生理。正常人与眼病患者的电活动有所差别，因此可以通过视觉电生理的检查，来诊断某些眼病。视觉电生理检查包括眼电图（EOG）、视网膜电图（ERG）及视觉诱发电位（VEP）三大部分。

眼电图（EOG）主要反映视网膜色素上皮—光感受器复合体的功能。

视网膜电图（ERG）主要反映视网膜感光细胞到双极细胞及无长突细胞的功能。

视觉诱发电位（VEP）主要反映视网膜神经节细胞至视觉中枢的传导功能。

总之，视觉电生理检查是一种无创伤性的视觉功能的客观检查方法，它不仅适合于一般的患者，更适合于不能做心理物理检查的患者，如婴幼儿、智力低下者或伪盲者；另对屈光间质混浊，看不到眼底者，它可克服混浊的障碍，测定到视功能，如白内障和玻璃体混浊。视网膜脱离术前的视觉电生理检查可帮助预测术后视力恢复情况。此外，如将视觉电生理检查方法联合应用，可对整个视觉系统疾患进行分层定位诊断，从功能上对视觉系统进行断层扫描。因而，视觉电生理检查在眼科临床已越来越广泛地被使用。

眼用A超的应用范围

A超是A型超声波的简称，它是根据声波的时间与振幅的关系，来探测声波的回波情况，其定位准确性较高。眼用A超是将探头置于眼前，声束向前传播，每遇一个界面发生一次反射，回声按返回时间以波峰形式排列在基线上，以波峰的高度表示回声强度，回声愈强，波峰愈高。A超形成一维图像，对病变解释较困难，但对组织鉴别力较高。A超轴向分辨力高，可用液晶数字显示前房深度、晶体厚度、玻璃体腔长度和轴长度，精确度达0.01mm，用于眼活体结构测量。A超型角膜厚度测量仪可用于测量角膜厚度，精确度达0.01mm，用于角膜屈光手术前测量角膜厚度。A超对球后视神经和眼肌不能测量。

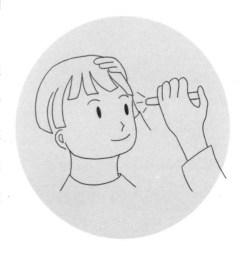

目前许多 A 超都输入了人工晶体计算公式，当测量眼轴和角膜曲率后，可自动转入人工晶体计算模式，得出所需的人工晶体的精确度数。

眼用B超的临床价值

B超在医院的临床诊断中已经被广泛地应用，但你知道吗，B超也可用于眼科的眼病诊断。B超的回声以光点表示，每一回声在显示屏上形成一个光点，光点亮度表示回声强度，回声愈强，光点愈亮，把光点连接起来就成为一幅二维图像。当屈光间质不透明时，B型超声探测是了解眼内情况的方法之一，可检查白瞳孔症、屈光间质不清、视网膜和脉络膜脱离、眼底隆起物、眼球萎缩、原因不明的视力减退和高眼压、可疑眼内寄生虫和后巩膜炎、术后浅前房、玻璃体混浊或积血；各种原因引起的眼球突出，如肿瘤、炎症、血管病及假性眼球突出；可疑眼球筋膜炎、原因不明的视力减退及眼球运动障碍；泪囊区、

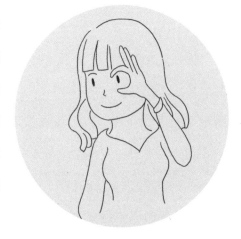

眼睑和眶缘肿物及眼肌及视神经的测量；眼球穿孔伤及后部破裂伤、异物定性和磁性试验、可疑眶内血肿或气肿；可疑炎症、肿瘤、囊肿、血管畸形、动静脉直接交通等。

介入性超声是指用超声引导针穿刺活检、眼球非磁性异物取出的手术导引及眼肿瘤手术的台上探查。

较先进的 B 超具有玻璃体增强功能，可探测到细小的玻璃体混浊及后脱离，对玻璃体视网膜手术意义较大。目前三维立体眼科超声已研制成功，它可对数百幅二维 B 超进行三维重建，合成三维立体断层影像，并可多层面及轴向上进行旋转、剖切，可精确定位定量肿瘤、玻璃体及网膜等病变的范围和结构，为诊断及手术计划提供科学的、精确的、直观的三维立体影像，对病理学研究同样有重要意义。

三面镜的检查方法和临床意义怎样

在裂隙灯检查眼底时三面镜起了很大作用，而且操作方便。借助于三面镜，很容易辨认视神经乳头、视网膜、脉络膜的高低差别，对囊肿、血管瘤、视网膜裂孔、脉络膜肿瘤等的鉴别以及对视网膜表面与玻璃体后界膜的关系、视网膜脉络膜间的浆液及视网膜剥离其下方的观察都有很大的帮助。

检查前应充分散瞳，先滴表面麻醉剂，三面镜接触角膜的凹面滴以甲基纤维素，然后放于结膜囊内，使凹面紧贴角膜，然后以较小角度（但不是零度）投射光线照射，分别用三面镜三个反光镜面观察眼底。三个镜面倾角分别为 75°、67° 和 59°，镜面 1 可看清眼底的中央部分，镜面 2 可以看清赤道部至眼底 30° 之间的部分，镜面 3 可以看清周边部分，镜面 4 可看清玻璃体与眼底周边部及前房角。

在使用三面镜检查前应充分散瞳，当瞳孔散大超过 8mm 时，锯齿缘及周围区域都能比较容易地观察到。

怎样进行暗适应检查

从明处到暗处眼敏感度增高的适应过程为暗适应。暗适应的测定方法为先在一标准照明及一定时间下作光适应，再在绝对暗室中注视一照明强度可变的目标，作为刺激视网膜的标准，每经过一定时间测定其恰好能看到该目标时的照明强度，将暗适应时间作横坐标，照明强度的对数值作纵坐标，即可得出一条暗适应曲线。测定装置一般用 Goldmam-Weele 半球形暗适应计。

高世宏等研制的 YJS-1 夜间视觉检查仪也可快速测定暗适应。先用 2000asb 明适应 2 分钟，暗适应（亮度为 0.002asb）时间在 1 分钟内为正常。

无暗适应计者，可利用患者健眼或检查者的正常光觉为标准进行对比测定。将患者引入暗室，闭合两眼，用检眼镜或手电筒每眼约 2 分钟照一次，询问患者两眼光感程度是否相同，根据患者主观感觉的强弱，调节投射光的距离，直至感觉相同为止。如病眼的光感距离只有健眼一半，则病眼的光觉为健眼的四分之一（光强与距离平方成反比）。

暗适应异常表现为夜盲，可见于维生素 A 缺乏症、视网膜色素变性等眼病。

视野的检查方法

视野也叫周边视力，它表示视网膜黄斑中心凹以外的视觉细胞功能。视野检查方法有很多，其中最简单的方法是对比法：医生与患者相距 1 m，面对面坐着，患者的左眼看医生的右眼或患者的右眼看医生的左眼，彼此注视，双方眼睛保持在同一水平高度。将患者的一眼遮盖，医生伸出自己的手来回摆动，在两人之间从各个方向

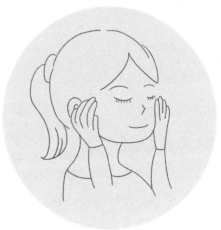

的外周向中心移动，当患者觉察手指出现的刹那，立即告知，如医生视野正常，患者能在各个方面与医生同时看到手指，这说明患者的视野大致正常。这种方法比较简单，但准确性较差。

用视野计检查视野比较精确，其中又有动态视野检查法和静态视野检查法。

动态视野检查法是用一定刺激强度视标从某一不可见区，如视野周边部或暗点中心向可见区移动来探查不可见区与可见区交界点的方法，动态视野检查法主要用于测绘等视线和暗点范围，目前临床常用的平面视野计、弧形视野计均属此种。

静态视野检查法，是视标不动，通过逐渐增加视标刺激强度来测量视野中某一点的光敏度或光阈值的方法，目前计算机自动视野计如国外的Humphreye及国内的北京眼科研究所的HQDS-Ⅰ型全自动电脑视野仪均属此种检查法。

视野检查应注意哪些问题

我们知道，视野检查离不开检查医生与被检者之间的配合，它属于心理物理学的检查，那么在视野检查中应当注意哪些问题呢？首先，在检查的全过程中，受检眼必须始终注视中心注视点，在检查中还应注意照明度，一般使用人工照明，将灯放在患者头的后面，使光线均匀地照在视野计上。此外，应注意视标大小不同，视标越小，视野越小，有时用大视标不能发现轻微视野改变，而用小视标反而可以发现，因此必要时用大小不同的视标测量视野。不同疾病对颜色的敏感度不同，视网膜疾病患者一般采用蓝色和黄色视标，视神经疾病患者采用红色和绿色视标。视标的颜色必须保持原有浓度，否则检测结果会不准。视标移动时要与进行方向垂直摆动，白色视野以看见视标处作为视野边界，颜色视野以能明确分辨视标颜色之处为界。

在视野检查中，要注意影响视野大小的因素。

（1）受检者的合作。受检者在检查中注意力应集中，必须始终注意中心固视点，同时不能太疲劳。

（2）面形。受检者的脸形、睑裂大小、鼻梁的高低均可影响视野大小及形状。

（3）瞳孔大小。缩小的瞳孔可使视野缩小，这对青光眼患者尤为重要，反之瞳孔散大则视野增大。

（4）屈光不正。平面视野计检查时，未矫正的屈光不正常常使视野缩小，检查周边视野时，患者最好不戴眼镜，以免镜框阻碍视线。

（5）对随访观察的患者，每次检查条件必须一致，方可比较观察。

视野检查有什么临床意义

我们知道，外界光线透过角膜、晶体、玻璃体折射，成像在视网膜上，构成光刺激，视网膜上的感光细胞（圆锥和杆状细胞）受光的刺激后，转化为神经冲动，经视神经、传向大脑皮质的视觉中枢，其中两眼视神经在视交叉部位相交，视网膜鼻侧部位的神经纤维，互相交叉到对侧，而颞侧视神经不交叉，因此从视网膜到枕叶皮质神经纤维的走向、分布以及每一节段中枢神经纤维的排列都十分清楚。视路的任何部位有病变，必然在视野上反映出来，眼科医生和神经科医生可根据视野改变和临床其他检查结果，分析出病变的部位、性质以及预后。

判断病变部位：患侧眼全盲，对侧眼正常—视交叉前视神经；双眼颞侧偏盲—视交叉正中；不对称性双眼同侧上象限偏盲—视放射前段；不对称性同侧偏盲—

视放射中段；对称性同侧中

心性偏盲—枕叶部。

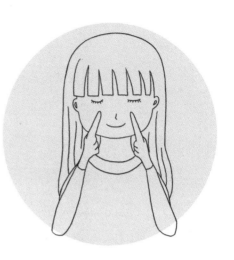

视野的改变可对疾病的

鉴别诊断提供帮助，各种疾

病引起的视野缺损及范围不

尽相同，医生可根据视野损

害的不同形态特征将两种疾

病区分开来，如中心性视网膜炎和球后的视神经炎，他们都有中心

暗点，若早期用检眼镜等其他方法不易检出时，可用视野检查，一

般球后视神经炎中心盲点红色＞蓝色，中心性浆液性视网膜脉络膜

病变中心点蓝色＞红色。

此外，了解某些眼病的进展情况及判断预后，如青光眼早期，

中心视野检查出现生理盲点扩大、生理盲点外露，渐渐进展为火焰

状盲点、弓形暗点。如果上下弓形暗点互相衔接，可以形成环形暗

点。周边视野中早期出现楔形缺损，渐渐鼻侧视野缩小，向心性缩

窄，最终导致管状视野，甚至完全消失。因此通过视野、眼底、眼压、

前房角等的检查，可以了解青光眼病的进展、治疗效果及预后。

视野改变能反映哪些眼及全身病变

某些眼与全身的病变常可反映视野的改变，表现为中心暗点、生理盲点扩大，弓形暗影，周边视野收缩，水平性偏盲，双鼻侧偏盲和双颞侧偏盲等。

（1）能引起中心暗点的疾病

①黄斑疾患。中心性脉络膜视网膜病变，黄斑部变性、囊肿、破孔、出血等。

②视神经疾患。球后视神经炎、视盘炎。

③中毒性弱视（中心暗点型）。

④家族性视神经萎缩。

⑤枕叶皮质疾患。

⑥维生素 B_1 缺乏。

（2）引起生理盲点扩大的疾病

①视盘水肿。

②视神经乳头炎。

③青光眼。

④有髓神经纤维。

⑤视盘玻璃疣。

⑥视神经缺损。

⑦视盘旁脉络膜炎。

⑧伴有弧形斑的高度的近视。

（3）引起弓形暗影的疾病

①青光眼。

②视盘玻璃膜疣。

③乳头先天性缺损。

④缺血性视盘病变。

⑤视神经孔脑膜瘤。

⑥视盘小凹。

（4）引起周边视野收缩的疾病

①视神经萎缩。

②视网膜色素变性。

③周边部视网膜脉络膜病变。

④青光眼。

⑤视神经炎。

⑥癔症。

⑦中毒性弱视（周边收缩型）。

⑧慢性萎缩性视盘水肿。

（5）引起水平性偏盲的疾病

①上或下视网膜动脉阻塞。

②青光眼。

③视盘先天性缺损。

④缺血性视盘病变。

⑤视交叉上方或下方病变。

⑥距头裂两侧的上唇或下唇病变。

（6）引起双鼻侧偏盲的疾病

①视交叉蛛网膜炎。

②多发性硬化症的双侧球后神经炎。

③颈内动脉硬化。

④双侧视网膜颞侧对称性病变。

⑤青光眼双眼对称性鼻侧周边收缩。

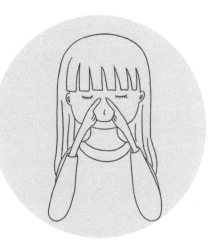

（7）引起双颞侧偏盲的疾病

①脑垂体肿瘤。

②视交叉疾患、血管性疾患，如动脉硬化血栓、视

交叉神经炎、肿瘤。

③鞍周围疾患、颅咽管瘤、鞍上脑膜瘤、松果体瘤等。

🧑 光觉的检查是如何进行的

我们知道人眼视网膜能感受外界可见光的刺激，并转换为神经冲动传达到大脑视中枢形成光觉，光觉检查的方法如下。

（1）暗房光觉检查法。为简单方法，由被检者与正常暗适应功能的检者，同时进入可控制光度的暗室，分别记录在暗室内停留可辨别周围物体的时间，以粗略判断受检者的暗适应功能。

（2）暗适应计检查法。常用的有哥德曼－韦克型，他通过对光亮度变更过程眼的感光阈值的测定，画出暗适应曲线与正常眼比较，找出不正常所在。检查时，患者坐于暗室机器前，开亮灯光，让患者先注视仪器中乳白色玻璃板5分钟，然后关灯，把乳白色板换成有黑色线条的间隔板，逐渐加强板上亮度，当患者见到黑白线条时，立即告诉检查者，检查者即在表上记录此点，每1～2分钟重复一次，以后可相隔较长时间予以重复，共检查1小时，最后将各点连成曲线，即暗适应曲线。视网膜色素变性和维生素A缺乏时，暗适应功能降低或丧失。

Hess氏屏检查有什么临床意义

Hess 氏屏检查用以协助检查两眼球运动时神经兴奋的相对状态，可以查出功能不足及功能过强的肌肉。

Hess 氏屏上有 9 个红色灯光标记的图形，其每边长 7.5cm，红色灯光可分别点灭。被检者坐于距 Hess 屏 50cm 处，眼与中心红点同高。戴红绿眼镜作检查，因红绿互为补色关系。戴红色镜片眼只能看到红色灯光目标，而绿的指示灯或绿色指标棒只为戴绿色眼镜的另一眼所看到。令被检者手持绿色指示灯或绿色指示棒，指出 Hess 氏屏上红色标记或红色指示灯位置，对 15° 及 30° 范围的红色标记处皆进行检查，并记录其所指的位置。一眼检查完后，将红绿眼镜两眼颜色交换后，再检另一眼，记录其图形。有眼球运动障碍时，其图形表现为向麻痹肌作用方向变小。图形小的眼为麻痹眼，也就是原发性偏斜（是指麻痹性斜视者，当非麻痹眼注视时所显示的偏斜度），图形大的眼为继发性偏斜（指当麻痹眼注视时所显示的偏斜度）。由于麻痹眼注视时，所需要的神经中枢超越正常，导致麻痹肌的配偶肌过度收缩（根据 Hering 氏法则）。因此，继发性偏斜大于原发性偏斜，表现在 Hess 氏屏图形上则麻痹眼图形变小，健眼图形变大。

🧑 为何检查弱视必须散瞳验光

检查弱视与检查斜视一样，也必须散瞳验光，这也是基本的检查方法。道理与儿童斜视是相同的，目的是准确地验出实际的屈光度数，只有这样才能判定是否存在弱视，才能配出合适的眼镜，而戴用合适的眼镜也是关系到弱视治疗效果的重要条件。

前面已经谈到，对于调节力很强的 13 岁以下儿童，应用阿托品眼膏（水），其他散瞳药不适宜弱视儿童使用。阿托品散瞳期间，个别儿童可有颜面发红，甚至低热现象，这属正常反应，不必中途停药，散瞳验光后即可停药，如反应过强则为阿托品中毒，需到医院处理。由于散瞳以后眼内进光量增大出现怕光，调节麻痹会引起视近物不清，这些症状是暂时的，一般停药后15 ~ 20天瞳孔即可恢复。所以对于学龄儿童散瞳验光时间最好安排在寒、暑假期间，以免影响学习。

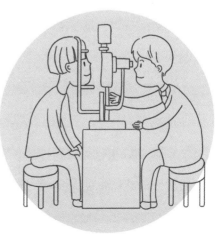

弱视的辅助检查

（1）激光干涉视力

激光干涉视力（IVA）以激光干涉条纹为指标，在视标对比度为最大值时，不改变对比度，仅改变空间频率便可测出视力。一般用能分辨最高空间频率的 1/30 来表示，因为 Snellen's 视力是以分辨 1'角视标时的视力为 1.0。若可辨认的空间频率为 30 周 / 度（c/d）此时每条纹所对应的 1.0 的视角正好为 1'，所以可辨认的最高空间频率的 1/30 即为视力表所对应的视力。以激光干涉条纹为指标，在视标对比度最大值时，不改变对比度，仅改变空间频率便可测出视力。一般地说，IVA 值代表的是除去了眼球屈光系统影响的视网膜视力，直接反映了视网膜至视皮质之间的功能状态。弱视眼的 IVA 值随弱视程度的加重而下降，且与 EVA 值的下降联系密切。弱视眼的 IVA 值多数高于 EVA 值。

（2）对比敏感度函数

对比敏感度函数（CSF）测定是在明亮对比变化下，人眼视系统对不同空间频率的正弦光栅视标的识别能力，可作为从时间和空间角度上敏感、准确、定量地检测弱视患者视功能的指标。

它不仅反映视器对细小目标的分辨力，也反映对粗大目标的分辨能力。研究表明：弱视均有 CSF 功能的缺损，不同原因引起的弱视其 CSF 有不同的改变。在斜视性弱视中，一些人认为只有高空间频率 CSF 下降，与视力下降不相符，而其他人则认为斜视性弱视有两种改变，一种是仅表现为高空间频率的 CSF 下降，另一种为全频率的 CSF 下降；在屈光参差性弱视同样也有两种看法，一种认为全频区 CSF 均有降低，视力降低与 CSF 曲线的降低几乎是平行的。另外一些人认为，既可以是全频率的受损，也可以表现为中高空间频率的受损。在剥夺性弱视中，低频区的 CSF 大致正常，其他频区的 CSF 下降，CSF 高峰左移，截止频率也下降。有人认为斜视性弱视是由于中心视力的立体失真即 X 通道受损所致，而屈光参差性弱视则表现为整个分辨力障碍所致。CSF 的一种心理物理检查，检查时不排除受检者的主观因素。

（3）VEP 视力

Sokol 测量了部分婴幼儿及成人图像 VEP（PVEP）。发现婴幼儿 6 个月时，对视角为 7.5′或 15′的棋盘格反应最强烈，与成人 20/20 视力相同，这说明婴幼儿 6 个月

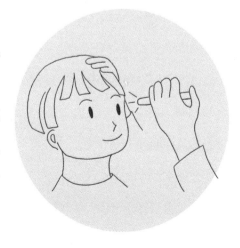

时就建立了 20/20 的视机能。测量方法是用棋盘格刺激，方格依次变小，直到诱发出能够测量到最小波幅的 VEP 为止，此时的最高空间频率代表最好视力。

以上介绍了几种视功能检查法，从不同角度主观及客观地、定性及定量地反映视功能情况。各种检查方法都有其一定的优越性及不足之处。根据我国目前的条件，对于大量 3 岁以上儿童的视力检测，E 视力表视力检查法仍不失为首选方法。相信在不久的将来会普遍使用更科学、更准确、更简便的方法来检测视功能。

（4）电生理检查

①视网膜电图。单纯光刺激（F-ERG），弱视眼与正常眼的电反应没有明显差异。Sokol 报道用图形视网膜电图（P-ERG）检查，则弱视眼 ERG 的 b 波波幅及后电位的振幅均降低。国内阴正勤等通过实验研究发现，斜视眼 P-ERG 反应下降，并认为斜视造成的视功能损害同时涉及视网膜、视中枢。

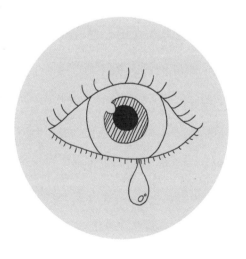

②视觉诱发电位（VEP）。视网膜受光或特定图形刺激

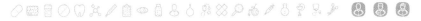

后产生神经兴奋，通过视路传导到视中枢。利用现代微电极技术及计算机技术，将这些电位活动记录下来，就可得出视觉诱发电位（VEP）。Wagner测试正常儿童和弱视儿童的P-VEP（图形VEP）发现，弱视眼的VEP潜伏期延长，振幅小于健眼，刺激双眼时振幅也不明显提高。用P-VEP测量弱视儿童非弱视眼的视觉诱发电位，可以发现弱视的对侧眼及已治愈的弱视眼，尽管视力完全正常，但VEP仍然表现异常，以P100波潜伏期明显延长为特征。

③VEP的临床应用。研究婴幼儿的视觉发育：利用VEP检查婴幼儿空间辨别力，发现其发育很快，6个月可达成人水平；婴幼儿的时间频率辨别阈值较高，成熟的最早，说明婴幼儿在前6个月视系统发育从黄斑到大脑皮质是很快的。VEP在婴幼儿视功能检测中是新发展起来的可靠的方法。

弱视病理、生理机制探讨：弱视的动物模型实验表明，弱视的发生与视网膜上物像清晰度有关，幼年时在视网膜上的物像如始终是模糊的，那么就会导致弱视的发生（外周学说）。

检测立体视：许多专家报道VEP可能为立体视检测提供客观指标，正常人双眼同时接受刺激的VEP波幅比单眼高。Arden报道，正常立体视者两眼VEP波形相似，而无双眼视者可能发生相位颠倒。

（5）正电子发射断层扫描（PET）

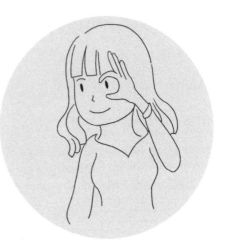

PET 的基本原理是应用示踪剂（如 ^{18}F、^{75}Br）标记代谢底物（如葡萄糖、氨基酸），根据大脑神经元受刺激兴奋后对放射性物质的吸收，形象地反映大脑活动。正电子是负电子的反粒子，它由原子核放射出来，与负电子相遇后发生湮没，放出光子并进行三维的定量分析。PET 对脑功能的诊断，除可了解脑循环、氧、葡萄糖、氨基酸等的代谢外，还能与单光子发射断层扫描（SPECT）相结合、定性、定量研究神经递质的受体，为全方位显示弱视患者脑功能和研究其发病机制提供了新的手段。

弱视的诊断

（1）屈光检查。在睫状肌麻痹下进行检影验光。

（2）眼底检查。极为重要。首先要除外引起视力低下的眼底疾患。如果眼底正常，患者又有病史或临床所见（例如斜视），则诊断发育性弱视很可能是正确的。

怎样进行低视力检查

低视力检查的目的是设法使低视力患者能够充分利用残余视力，帮助低视力患者提高生存质量及增强独立生活的能力。

首先是询问一般眼科病史及治疗过程，如患者要求进一步治疗而又确定无法治疗者，应加以说明。这些患者多为新近发生视力损害，他们所考虑的是如何治疗，而不是使用助视器。对于有使用助视器经历的患者，要了解他们使用助视器的经验。对于先天性及遗传性眼病患者，要询问他们家族史，对患者的职业、生活和业余爱好、学习情况等也应了解，可以针对不同需要使用不同助视器。

接下来就要进行视力的检查，视力检查分为远视力和近视力检查，由于低视力患者视力均在 0.3 以下，而普通国际标准视力表 0.1、0.2 行的视标很少，且间隔过大，所以最好选用每行有多个视标，且在 0.1 到 0.2 之间还有 1~2 行视标的视力表，如灯塔视力表。在近视力检查时则常用国际标准近视力表，但要记录眼与视力表之间的距离。还要注意，检查低视力患者的视力时，除要左右眼分别检查外，还应检查双眼同时看时的视力。

在屈光检查方面，不能主观地断定患者视力"不能矫正"，因此对每一个低视力患者都必须进行常规的、细心的屈光检查，包括散瞳验光、角膜曲率计检查等。

一般视力表的视标，都是黑白分明的，但在实际生活中，常需分辨对比不强烈、浓淡不分明的物体，这就是对比敏感度的问题，对视力相同而对比敏感度不同的人来讲，在实际生活中的感觉是完全不一样的，所以就要进行对比敏感度的检查，常用的如 Arden 图表等。同样，除了黑白分明的物体之外，物体的色彩也是辨认的一个重要因素，色觉是人的视功能的一部分，所以还要进行色觉的检查。

要完整地体现人的视功能，除了代表黄斑区功能的中心视力之外，就是代表整个视网膜功能的视野了，视野检查除了简便易用的 Amsler's 表外，传统的是动态视野检查法，现在则多用电脑控制的静态定量视野计。

此外，还有代表视觉最高层次的立体视觉的检查，可以采用立体视图、同视机立体画片等进行，但对于低视力患者来讲，往往没有立体视觉。

第 4 章

治疗疾病

合理用药很重要，综合治疗效果好

弱视能治愈吗

文献记载可能影响预后的因素有：家族史（弱视或 / 和斜视）、婴儿期疾病、弱视类型、原始视力、屈光情况、斜视类型及程度、初诊年龄及注视性质等。经临床验证弱视眼的原始视力（弱视越轻，疗效越高）、注视性质。所以弱视能否治愈与上述诸多因素有关，其中弱视治疗的疗效与年龄密切相关，年龄越小，治疗效果越好，成人后治疗无望。这是因为儿童在视觉发育期视功能不稳定，既容易发生弱视也容易恢复正常。一般儿童 13 岁以后，视功能已发育完善，这个年龄再治疗，视力就不容易提高，精细的立体视觉更无法建立。

因此，弱视治疗的最佳时期是在视觉发育期的 1 ~ 5 岁之间。而且弱视的治疗不是一朝一夕的事，是持久战，学龄前儿童有更多的时间配合治疗，上学后某些治疗会因为学习受到影响，往往给治疗带来困难而影响疗效。

弱视的治疗方法

弱视的治疗方法很多，包括遮盖法、压抑疗法、光栅疗法、后像法及红色滤光疗法、精细作业训练及同视机训练等等，根据不同的弱视类型选择一种或数种方法。

单眼弱视治疗，最主要的方法是传统遮盖法，即遮盖患儿的注视眼，遮盖分为全遮盖和短暂性遮盖。屈光参差性弱视首先应全矫其屈光不正，然后遮盖屈光较小的眼，不论其为远视还是近视。形觉剥夺性弱视，如单侧性白内障，首先应做白内障摘除手术，然后再治疗弱视。光学及药物压抑法治疗原理是利用光学及药物减弱注视眼的视力，同时促进非注视眼的视功能，对不能接受遮盖法治疗，年龄稍大的学龄儿童较适用。

光栅疗法（CAM疗法）又称视觉生理基础疗法。人的大脑皮层视细胞对反差强、空间频率高的刺激产生活动反应，人们设计一个对比度强的黑白条栅圆盘，旋转各方向刺激弱视眼以提高视力，本法对中心性注视效果好。旁中心注视的弱视儿童使用遮盖法治疗无效时可采用后像疗法，后像法治疗弱视，需要较长时间，并配备特殊设备，年幼儿不易合作。

旁中心注视的治疗还可

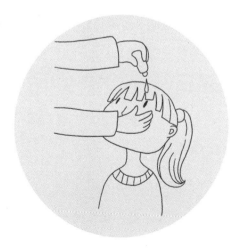

采用红色滤光胶片法，其原理是利用黄斑中心凹锥细胞对红色滤光胶片敏感的特性。使用时遮盖注视眼，非注视眼矫正镜片前加一块有一定规格的红色滤光胶片（波长 600 ~ 640mm），促使黄斑中心注视，以提高视力。用遮盖法治疗旁中心注视，目前尚有争议，但在使用其他方法失败后，遮盖注视眼以促进弱视眼提高视力，仍然是一种常用方法。

此外，精细作业训练、固视训练、增视疗法、两眼视机能训练及同视机训练（包括同时视训练及消除抑制训练、融像加强训练、立体视加强训练、异常视网膜对应的治疗）在弱视治疗中也占很重要地位。

弱视的药物治疗临床上常用维生素 B_1、血管扩张剂、硝酸士的宁、氧气疗法、蛋白同化激素等等，还有人推测抑制性弱视与情绪波动有一定关系，建议试用催眠疗法。

迄今除上述传统方法治疗弱视外，还有新一代的氦氖激光，CAM（高频对比刺激仪）等光、电疗法。药物

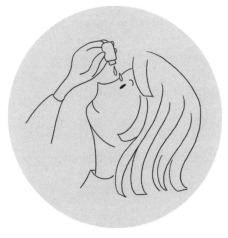

治疗方面，自20世纪90年代有人首次报告左旋多巴可改善弱视，目前人们正积极地对左旋多巴治疗弱视进行系统的药物动力学、安全性、耐受性等基础及临床研究。中医药及针灸、耳压等疗法在弱视治疗中的作用也越来越引起医学界的关注。

治疗弱视为何要戴镜

前面已提到弱视者多伴有屈光不正，检查弱视一定要散瞳验光，目的是准确地验出实际屈光度，才能配出合适的眼镜。而弱视只有在戴眼镜矫正屈光不正的基础上同时进行弱视训练，让清晰的物像反复刺激视网膜注视中枢，提高视觉敏感度，才有可能提高视力，所以治疗弱视必须戴镜。

什么是遮盖疗法

遮盖疗法是简单易行的治疗弱视的基本方法，也是国内外专家公认的治疗弱视最有效的方法，可单独应用或与其他训练并用。具体做法是用黑布做成长方形或椭圆形眼罩。将眼罩戴于需遮盖的眼上，再戴上眼镜。

用遮盖疗法的目的包括：遮盖优势眼，强迫使用弱视眼，给予弱视眼以独自进行固视；消除来自优势眼对弱视眼的抑制；阻断两眼视网膜异常对应关系，重新调整和建立两眼正常视网膜对应及两眼相互协调关系，努力恢复两眼视功能；调整两眼视力程度，使两眼视力接近均衡；抑制斜视的交替固视现象，训练单眼固视运动。

什么是后像疗法

后像疗法是治疗弱视的一种常用方法。它是根据人的视网膜被强光照射后可形成一个后像，产生后像的过程可使眼底黄斑区的抑制得到不同程度的消除而使视力提高这一原理设计的。作用有两方面：纠正偏心固视和提高视力。

具体方法为先将弱视眼散瞳，并令固视眼注视远方的一个目标，确保固视眼在治疗时固视不动。如偏心固视明显的中心凹照射时可于固视眼前设一固视目标，尽力设法保持固视眼不移动。检查者在暗（半暗）室中用后像镜照射弱视眼底，使黑圆点阴影落在中心凹部位保护中心凹，用强光（6V，15W）照射 20 ~ 30 秒钟。如果固视能力不好或有眼球震颤，可以用后像镜追随中心凹进行照射。照射后遮盖健眼，令患儿注视白色屏中心划的十字视标，并询问患者后像是否出现？后像持续时间？后像与十字视标的关系等？

后像持续时间长短可以说明弱视程度，高度弱视很难产生后像，即使出现后像，也很快消失。

什么是压抑疗法

压抑疗法的原理是利用改变镜片的度数和药物散瞳而抑制好眼视力，强迫使用弱视眼，以促进视功能的恢复。其理论基础为当用一眼看近，另一眼看远时，由于都是用单眼，所以不需要产生两眼视功能代偿变化。如人为地造成两眼屈光参差，则有可能防止弱视和异常视网膜对应的形成。

儿童弱视治疗的原则是什么

弱视治疗的原则是：先治疗弱视，后治疗斜视。对于先天性斜视者是先手术矫正斜视，再进行弱视训练。对于合并高度数斜视的弱视，先治疗一段时间弱视，待视力部分提高后手术矫治斜视，眼位矫正后再继续治疗弱视。

🧑‍⚕️ 什么是助视器

　　助视器，如果只从字面上来看，似乎只是帮助提高视功能的工具，其实，它的含义要广泛得多，不只是设法提高视功能，而是包括了改善低视力患者活动能力的任何一种装置或设备，即使它与视力无关，如导盲犬、盲杖等，亦可列入助视器范畴。当然，大多数助视器都与改善看远或看近的能力有关。同时，要认识到在低视力保健领域中，助视器只是一种工具，能够帮助患者，只此而已，并没有任何治疗作用，也不会使视力本身得到改善。同时，必须认识到，在低视力的保健及其康复中，助视器只是一部分，而不是全部。例如，望远镜并不能使一个低视力患者独立行动，但它可能是低视力患者的活动训练中的关键。只有把望远镜（助视器）与训练计划结合在一起，才可能达到康复的目的。

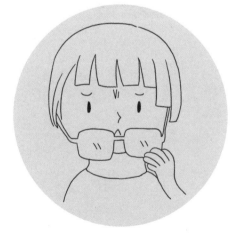

　　助视器分为两大类，即光学性助视器和非光学性助视器。光学性助视器又分为远用和近用两种。

光学性助视器是一种借助光学性能的作用，以提高低视力患者视觉活动水平的设备或装置。它可以是凸透镜、三棱镜、平面镜或电子设备。凸透镜可以对目标产生放大作用，放大作用取决于该透镜屈光度数的大小。平面镜或三棱镜可以改变目标在视网膜上的成像位置。实际上，没有一种助视器能够代替眼球的全部功能。低视力患者因工作、生活及学习上有各种不同的要求，所以常常需要一种以上的助视器。

常用的远用助视器

望远镜系统从原理上讲主要有两类。一类是伽利略（Galilean）望远镜，它包括一个物镜（正透镜）及一个目镜（负透镜），常用的放大倍数是两倍，物像为正像，可为调焦或非调焦式，由于光学设计比较简单，所以重量轻、镜筒短，可装在眼镜上。另一类是开普勒（Keplerian）望远镜，它的目镜和物镜均为正透镜，但后者较前者屈光度大许多。该类望远镜产生的物像是倒像，尚需加三棱镜装置将倒像变为正像，所以同样放大倍数的开普勒望远镜，比伽利略望远镜的镜筒要长一些，重量要重一些，很少装置在眼镜上，多数设计成调焦式。但它的周边畸变轻，成像质量及亮度均较理想。

低视力门诊常用的远用望远镜主要有以下一些形式。

（1）双目眼镜式望远镜。一般是伽利略望远镜，放大倍数 2 ~ 4 倍，如西安产 2.5 倍全直径望远镜（可调焦），长春产 4 倍全直径头盔式望远镜。

（2）单筒手持式望远镜。一般是开普勒望远镜，放大倍数 2 ~ 8 倍，甚至可到 10 倍，多数可通过伸缩镜筒的长度来调焦，所以看近看远都可以。如患者视力在 0.1 或以上，可使用 2 ~ 2.5 倍的望远镜，当视力低于 0.1，必须使用 4 ~ 8 倍望远镜，这种望远镜也有做成微型的，如指环式或戒指式的。

（3）卡式望远镜。它是用于已戴眼镜的患者，卡在患者本身的眼镜上短时间使用。

（4）双焦点望远镜。这种望远镜的上方有一小的非调焦性 2.5 倍的远用望远镜，下方为近用望远镜，特别适合于学生等不断变换远近目标的患者使用。

另外还有一些特殊形式的望远镜，如一种全视野望远镜，又叫接触镜望远镜，患者戴一个高度近视的接触镜，这便是望远镜的目镜，再戴一副正球镜片的普通眼镜，此正球镜片便是物镜，它特别适合于高度近视眼戴角膜接触镜的患者使用。

另一种特殊的望远镜适合于手术后无晶体眼，高度远视眼及晶

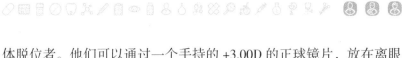

体脱位者。他们可以通过一个手持的 +3.00D 的正球镜片，放在离眼前 25cm 处，而获得看远放大 3 倍的作用。其原理是无晶体眼需要 +12D 左右的镜片矫正，相当于是已戴了一个 –12D 的球镜，此 –12D 即为望远档哪烤？而 +3D 球镜相当于物镜，从而产生 4 倍的放大作用。

近用助视器的原理

近用助视器的原理就是将目标外观予以增大，即增大目标在视网膜上的成像，从而提高辨别能力。有四种方法可以增大视网膜成像，即产生放大作用。

（1）相对体积的放大作用。以当外界目标增大时，视网膜成像亦随之增大，两者的关系是正比关系，即目标增大几倍，视网膜成像也增大几倍。相应的例子有大字书、大字报等。

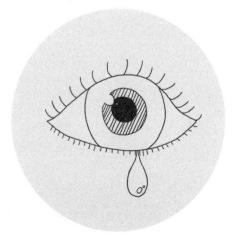

（2）相对距离放大作用。也叫移近放大作用，即将目标例如书本向眼前移近而产

生放大作用。

（3）角性放大作用。

（4）投影放大作用。即把目标放大投影到屏幕上，如电影、幻灯以及闭路电视等，都可以称为投影放大。

实际工作中，助视器可以利用上述四种放大作用中的一种或几种，如将目标增大 2 倍（相对体积放大），然后目标从眼前 40cm 移近到 20cm（相对距离放大），又放大 2 倍，总的放大倍数为 4 倍。

常用的近用助视器

常用的近用助视器有眼镜助视器、近用（或中距）望远镜、手持放人镜、立式放大镜及闭路电视助视器等。

（1）眼镜助视器与一般眼镜并无很大区别，只是屈光度数较高，在 4D ~ 40D 之间，且都为正透镜。它的优点是有固定的放大作用、视野大、美观方便，可与其

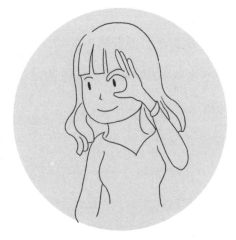

他助视器联合使用，缺点是阅读距离近、景深短、需在光学中心阅读、对旁中心注视患者有一定困难。

（2）看近用的望远镜称为近用望远镜。优点是工作距离可以稍远，但景深短，视野小。

（3）手持放大镜是手持的，可在离眼不同距离处使用的正透镜。优点是工作距离可以改变，价格便宜，适合短时间使用，但需一手使用，无双眼单视。

（4）立式放大镜其实就是固定在一个立式架子上的放大镜，但由于它解放了一只手，使用方便，所以更加为低视力患者所喜用，尤其适用于较长时间的阅读，但由于距离是固定的，所以必须戴用阅读眼镜或用调节，对老年患者来讲，只能戴用阅读眼镜，所以儿童比较容易接受。

闭路电视助视器又称影像放大器，它由于放大倍数高，视野大，可有正常阅读距离，对比度可以改变，可用于教学等优点而受到重视，并且随着多媒体信息技术的进步，各种信息都可以放大后显示出来，从而使低视力患者的活动空间走出了病室；缺点是设备投资较大，最好在试用一段时间后正式购回，以免浪费。

何谓非光学的助视器

不是通过光学系统的放大作用，而是通过改善周围环境的状况来增强视功能的各种设备装置，称为非光学性助视器。它们可以单独应用，也可以与各种光学性助视器联合应用。以往，这些简单而实用的方法并不为大家所看重，近些年来，随着认识的提高，逐渐受到低视力专家们的重视。

照明对低视力患者十分重要，低视力患者通常需要较强的照明，但有时也需中等或低等程度的照明。为了控制白光进入眼内，患者阅读时，可以用"阅读裂口器"，从裂口看到字句，对比明显又避免了反光。看远时可用太阳帽、眼镜遮光板、涂膜太阳镜等阻挡或滤过周边部光线，避免其直射入眼，提高成像对比度，改善视功能。

为了提高对比度，书及刊物应有强烈的黑白对比，低视力门诊及患者周围环境应尽量使用对比强烈的物品，如在白色桌面上的深色餐具，就易于被低视力患者使用。

从相对体积大小或线性

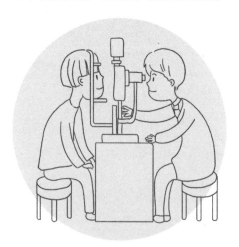

放大作用的利用方面看，给予低视力患者使用的物品，阅读的书刊等均可以使用比正常大许多的规格，给其书写的纸应有粗黑的线条，笔也应用粗黑的笔。

为了使低视力患者近距阅读时不易疲劳，还可利用阅读架，把书刊放在架上，双手也可自由活动。

从以上可以看出，凡是能帮助低视力患者充分利用其视功能的方法，都可叫作助视器。

为何非视觉的辅助设备或装置也属于助视器的范围

助视器，从字面上看是帮助视力的，从前面提到的助视器来看，不论是光学的、非光学的、远用的、近用的助视器，都是为了充分提高低视力患者的视功能，或充分利用其视功能的。但是，有些辅助设备或装置，虽然不是直接帮助视力的，但是可以用听觉、触觉，及其他方式来代替视觉的不足，从而帮助了低视力患者，所以也被叫作助视器。

最古老的助视器是手杖，它实际上是盲人及低视力患者延长他们触觉的一个工具。

随着科学技术的发展，出现了各种各样的电子行动工具，包括超声波及激光等类型。从形式上讲，有做成手电筒形、眼镜形、手杖形等多种形式。某些装置还可根据障碍物的高度、性质发出不同的音响。

另一种传统的卓有成效的助视工具就是导盲犬。

其他还有许多利用触觉、听觉等帮助视力残疾者从事某些具体工作的工具。如靠触觉的阅读仪器，将文字形状变换成振动方式表现出来，就像在手指上写字。还有盲文、水杯报警器、自动穿线器等，也都属于助视器的范围。

有视野损害的患者怎样使用助视器

中心视野大约为30°，包括视网膜后极部的黄斑部、中心窝旁黄斑区。在视野损害中，中心、旁中心暗点是比较常见的。对这些患者的首要步骤应是验光，矫正屈光不正，然后再根据情况配用望远镜式远用助视器及各种近用助视器，如眼镜式助视器、手持放大镜、立式放大镜和压纸式放大镜。眼镜式注视器的优点是视野大，但对已使用手持放大镜者可继续使用或换用倍数更大的放大镜，特别是对需要局部仔细观察时比较方便。如仍不能满足需要的话，可使用近用望远镜或闭路电视系统。应当指出，在配助视器时应当知道中心暗点对放大作用的影响。当有中心暗点时，若注视的目标向前移近时，视网膜成像增大，视力增加，但中心暗点却因目标移近而变小。

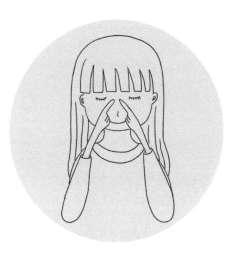

周边视野缩小是一个总称，我们这里探讨的是中心视野小于20°的中、重度周边视野缩小，如视网膜色素变性、进展性青光眼、某些视神经萎缩等。这些患者，有时尚保留了较好的中心视力。对于他们的处理，首先需矫正屈光不正。看远可使用远用望远镜式助视器，一般以2.5倍较合适，更高的倍数使可见的范围变得更小。这种望远镜只能在静止状态下间断使用，不能连续使用。因为视野范围小，没有留下自然视野的空间以供比较和定向。看近和阅读可使用眼镜式助视器。严重视野缩小者不宜使用眼镜助视器，可使用手持式、立式或压纸式放大镜。中心视力极差并有严重视野缩小的患者，如视野小于5°者，更需依靠视网膜锥细胞功能。

偏盲分为同侧偏盲、上下偏盲及双颞侧偏盲，对他们目前没有

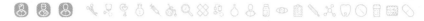

理想的助视器，可以考虑三棱镜及反射镜装置，但均需经过长时间训练才能适应，效果也不太理想。

第 5 章

康复调养

三分治疗七分养，自我保健恢复早

弱视儿童戴上眼镜还能摘下来吗

这个问题也是患儿家长们普遍关心的，实际上，大部分弱视儿童的眼镜，长大后都可以摘掉的。这是因为弱视儿童以后合并远视为多见，而随着弱视儿童年龄的增长，眼球的发育，远视度数会逐渐降低，眼镜片的度数也会减少，视力逐渐恢复正常，眼镜就摘掉了。当然，治愈的弱视儿童如在发育期间不注意用眼卫生，而引起近视，那又需配戴近视眼镜了。

弱视儿童中也有需要终身戴镜的，这只占很少数。这类弱视多合并有 +6.00D 以上的高度远视，±2.00D 以上的散光，即使年龄增长，眼球发育也代偿不了严重的屈光异常，成人后仍需戴镜矫正视力。

在儿童期弱视得到及时治疗，视力能够矫正的这类眼睛，虽然成人仍需戴镜，但比年幼时未矫治，而成年后想配镜却配不上要好得多。

弱视儿童戴镜要注意什么

配镜时一定要经过散瞳验光，到眼镜店配镜时要根据不同的瞳距选择合适的镜架。眼镜配好后最好到医院用仪器核对一下眼镜度数是否与配镜处方一致。

眼镜配好后一定要坚持戴用，不可间断。初戴治疗弱视眼镜视力并不能提高多少，甚至有的戴眼镜后视力反而下降，尤其是中高度远视眼镜，这些是正常的情况。戴镜需要一段适应过程，只要坚持戴镜，视力一定会逐渐提高。

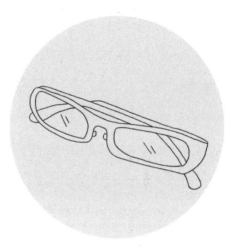

定期重新散瞳验光，调整度数。弱视儿童处于发育期，两眼的屈光度随年龄的增长也发生变化，所以不能一副眼镜一直戴下去不换。一般3岁以下儿童每半年散瞳重新验光一次，4岁以上儿童每一年散瞳验光一次，每次根据屈光度的变化和弱视、斜视矫正的情况，决定是否重新换镜。

弱视治疗中家长怎样配合

弱视的治疗不是一朝一夕，除了医生检查、指导外，更需要孩子和家长的积极配合，否则不仅事倍功半，而且可能半途而废。

弱视的治疗离不开家长的配合，在治疗中，家长要做到以下几点。

（1）眼镜配好后一定要督促孩子坚持戴用，并按医嘱定期重新散瞳验光检查。

（2）有的孩子因为遮盖治疗后引起周围小朋友的取笑、取绰号，从而不愿坚持治疗或在家长面前戴上眼罩，背后又摘掉，使家长全然不知。这也是常常导致疗效不明显的原因。如有此类情况，要耐心教育儿童，说服其自觉坚持治疗。另外也需和老师联系，请他们做好小朋友的工作，督促患儿坚持治疗。

（3）戴镜、遮盖治疗的同时，一定要加强精细作业的训练。纠正用眼过多使视力下降的错误观点。其实弱视眼越用，视力提高越快。家长除了督促患儿按时完成训练外，还可经常变换新的形式，自制或选购一些辅助治疗器具，提高患儿训练的兴趣。

（4）如采用光学药物压抑疗法，除坚持戴镜外，要按医嘱准时点用规定浓度的阿托品眼液散瞳。

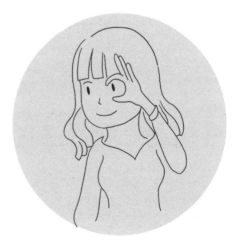

（5）家长应按医嘱定期带患儿到医院复诊，复诊时要同时携带有关检查、治疗

的病历记录，供医生判定疗效和随时调整治疗方案。一般每月复诊1次。视力恢复正常后的半年仍要求每月复查，防止弱视复发，以后逐步改为3个月、半年复诊1次，直到视力保持3年正常，弱视才算完全治愈。

弱视治愈的标准是什么

根据中华医学会、中华眼科学会、全国儿童弱视、斜视防治组1987年9月制定的弱视治疗疗效评价标准如下。

（1）无效：包括视力退步、不变或仅提高一行者。

（2）进步：视力增进两行及两行以上者。

（3）基本痊愈：视力恢复到≥0.9者。

（4）痊愈：经过3年随访，视力保持正常者。

注：若有条件，可同时接受其他视功能训练，以求完全恢复双眼单视功能。

目前，国内采用综合疗法治疗弱视，总治愈率约为80%左右，建立立体视者达81.07%。

弱视治疗的见效时间与弱视种类、年龄、程度、治疗方法及配合治疗程度密切相关。一般情况下，治疗6个月无效者，可以认为效果不佳。

根据临床观察，对治疗时间的估计为：中心固视者一般于治疗开始 1 个月内即见疗效；非中心固视者约 2 个月见效；一般情况，最短 1 个月，最长为 1 年。平均约为 5 个月。单眼远视弱视、斜视弱视，一般于 3 个月以内，达到最佳视力者可达 50%。

一般在 13 ～ 15 岁以下都获得良好效果，弱视治疗虽然年龄小，治疗效果好，但对于那些就诊较晚的 15 岁以下的弱视少年儿童，也不要轻易放弃治疗，积极治疗也会收到一定效果。

弱视治愈后怎样防止复发

为了防止弱视的复发，应注意以下几点。

（1）遮盖疗法要等待视力恢复正常后逐步地去除。先每天打开 2 小时，1 个月后疗效巩固则延长打开时间至每天 4 小时，以后到 6 小时、8 小时，直至全日打开或由全

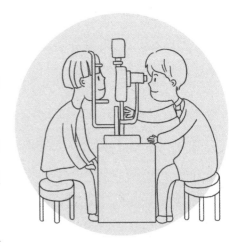

遮盖改为半遮盖巩固疗效。巩固疗效期间，不放松精细作业。

（2）视力正常后头6个月需1月复查1次，以后改为3个月、半年1次，直至追踪复诊3年彻底治愈为止。

（3）如果发现弱视眼视力下降，可重新遮盖健眼，弱视眼仍能提高到原来的水平。

（4）对斜视弱视除进行增视疗法外，努力训练两眼单视机能和融像力。如发现视力下降，则应恢复后像治疗，后像疗法不应突然停止，应逐渐减少次数及延长间隔，慢慢停止，停止后应经常用弱视眼看电影、电视、写小字、做精细工作，或在绘有黑白线条的转盘上做绘画游戏，通过这些简单易行的方法，刺激黄斑功能，防止退步。

第 6 章

预防保健

运动饮食习惯好，远离疾病活到老

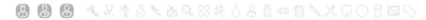

如何预防弱视

弱视是较为常见的儿童眼病，发病率为 3% 左右。弱视仅发生在视觉尚未成熟的婴幼儿时期。因在视觉发育的关键期（3 岁以前）和敏感期（6 ～ 8 岁）是视觉发育的最快时期，同时也是视觉在遭受异常环境刺激最易产生永久性损害的时期。因此，在视觉发育的关键期和敏感期以内及时矫正屈光不正、屈光参差、斜视及去除视觉剥夺因素是预防弱视发生的根本办法。儿科及眼科医生应有相当强的预防弱视发生的意识，应注意观察婴幼儿是否有产生弱视的可能因素，并通过可行的检测手段早期发现，及时纠正。

严重低视力儿童为何要尽早进行 视觉训练

多年以来，对儿童低视力未能给予足够的重视，但儿童低视力与一般低视力患者不同，儿童身体各部（包括眼部）机能均处于生长发育阶段，任何生理方面的缺陷，尤其是视觉方面的缺陷，对儿童身心的健康都会产生深刻的影响，所以要尽早进行视觉方面的训练。

首先应该认识以下三点：第一，视觉的发育不能自然产生；第二，视功能的高低不单纯取决于所测视力的结果；第三，可以靠训练得到视觉效率的提高。

小儿视觉的发育要靠"看"，看得越多，接受的信息越多，在大脑皮层中形成视觉记忆。正常小儿的视觉发育主要靠自己在日常生活中完成，而严重视觉损害小儿的这种训练，就不能靠自己，而要靠别人教他们如何利用他们的残余视力，以及认识及理解他们所能看到的一切。一般认为，低视力儿童应尽量使用残余视力，从感官接受训练来看，儿童用眼越多，其视觉功能发育越好，而且与全身其他感官亦有关。当眼球接触信息，传入大脑时，其他感官也将接收到的信息传入大脑，最后经过综合分析，才能做出正确的判断与认识。所以同时也要进行听觉和触觉方面的综合训练。

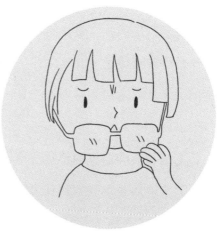

视觉技能中的固定、注视、追踪，以及调节辐辏等能力，对正常小儿来讲，也是在日常生活中获得的。但在严重视力损害的小儿，这些视觉功能的形成就会受阻，

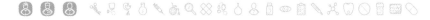

并且视力损害的年龄越小，影响的程度越大。因此，对这种小儿视觉功能的训练就显得十分重要。设法使其接受更多的视觉刺激，提高并完善上述视觉技能。即使外界的视觉信息是模糊、变形或不完整的，大脑也可以把这些信息与听觉及其他感觉信息进行综合，对视觉产生补充与加强的作用，进而促进识别能力的发育与提高。

低视力患者为何要进行定向和活动训练

定向和活动的概念，是指低视力患者独自行走或在他人帮助下通过环境的过程。定向是指患者对空间位置的认识，活动是指能够独立、安全有效地通过环境的运动能力。要能成功地活动，就要有较好的定向能力，患者要有空间概念，从部分到整体的概念，协调身体运动，建立空间关系等，这些都必须通过训练来完成。

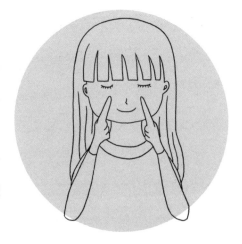

定向和活动训练的第一步是教患者不戴助视器而使用残余视力，学会搜寻目标、

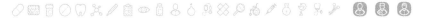

跟踪及追踪目标等，以便更有效地使用他们的残余视力，这样能使低视力患者更容易使用助视器。同时还要学会利用其他感觉（听、嗅、触等）来帮助模糊的视觉进行定向和活动。

怎样进行使用助视器的训练

在我国，助视器训练一般都在低视力门诊进行，作为训练用的房间应该安静、简单、整洁、照明良好，墙为浅色，地面为深色，以使对比度良好。指导者进行训练时，应遵循循序渐进的原则，由简单到复杂，由室内到室外，先用低倍数的助视器后用高倍数的助视器。在训练过程中记录下患者使用助视器时的困难并帮助解决，在患者掌握基本技术之后，每次训练的间隔时间，患者都要在家中自行练习。

远用助视器的训练主要有下列几种。

（1）目标定位训练。望远镜要用带子联结在手腕上或挂在胸前，目标固定时可用三脚架。指导者先以患者为目标，相距 2 ~ 3m，调节焦距看清患者，然后二者交换位置，反复多次后，患者就能掌握这种简单的定位目标。如有中心暗点，则让患者训练旁中心注视，由于视网膜最佳区域可能在上方20°处，所以患者需向下注视20°

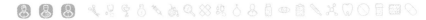

左右。先用裸眼训练旁中心注视，再用助视器进行。

（2）注视训练。注视训练是以目标定位为基础的，开始训练时，患者面对墙而坐，距离 2 ～ 2.5m，墙上挂有目标，然后让患者讲看到了什么。患者开始因不会调焦而看不清目标，指导者可做调焦动作，让患者观察，然后患者自行练习调焦，但不对准目标，熟练之后对目标进行调焦训练，并渐渐提高寻找目标的难度。

（3）定位注视联合训练。包括先不用望远镜找目标、再用望远镜找目标，使目标与眼成为一条线中的两点，然后对目标进行调焦，直到看清楚为止。

（4）跟踪训练。指导者在黑板上画一条直线，此线全都在患者视野之中，先不用望远镜看到此线，然后使用望远镜看到此线。再画一条更长的线，练习用眼从线的开始看起，沿着线看下去，直到末端，患者可以控制自己的头部（不是眼）慢慢均匀运动来实现。进一步可以练习看几何图形及不规则图形。

（5）追踪训练。跟踪训练是跟踪一个静止目标，而追踪训练是追踪一个运动的目标。由于患者无法控制目标运动的速度，而患者头部（眼前有望远镜）的运动速度及方向完全取决于目标的运动速度和方向，所以比跟踪目标更难一些。可先训练看直线运动的目标，再训练看曲线运动的目标。

（6）最后是搜寻某一目标的训练。是用望远镜在周围环境中搜寻某一目标的训练，具体方法是患者戴上望远镜式助视器，面对黑板，其上画一个搜寻图形，患者练习跟踪此图方向由左到右，由上到下地搜寻目标，熟练之后是实地训练，在拥挤的人群中搜寻所熟悉的人、十字路口的红绿灯、街道牌，甚至天空的飞鸟等。

使用近用助视器的训练，基本上也是按照上述的步骤来进行，只是近用助视器的种类很多，训练也是在桌面上进行的。

遗传性眼病所致的低视力患者的后代还会是低视力吗

能导致低视力的遗传性眼病很多，既有单基因的遗传病，也有多基因的遗传病，还有染色体病等。

对于家庭中发生遗传病或生育过遗传病患者的夫妇，必须估计出再发的危险率，这是他们很关心的问题。

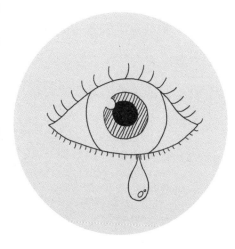

（1）显性遗传病再发的危险率。父母表现正常，但都是同一致病基因携带者，生患儿的可能性是1/4。患者与正常人结婚所生子女不会发病，但都是携带者。

（2）X连锁隐性遗传病的复发危险率。男性患者与正常女性结婚，所生男孩是正常的，女孩全是致病基因携带者。如女性携带者与正常男性结婚，所生子女中，男孩有1/2可能发病，女孩都不发病，但是有1/2为致病基因携带者。

（3）X连锁显性遗传病的复发危险率。男性患者与正常女性结婚，所生子女中，女孩都发病，男孩都是正常的。女性患者与正常男性结婚，所生子女中，各有1/2可能发病。

（4）多基因遗传病的复发危险率。由于多基因是由遗传因素和环境因素共同作用的结果，所以不能简单地从家谱分析作出判断，而应根据该病在群体及患者家属中的发病率来综合判断。

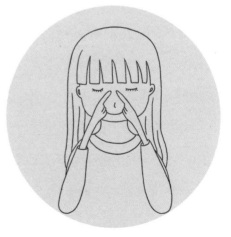

（5）染色体病的复发危险率。染色体异常大部分是亲代生殖细胞发生畸变的结

果，只有一小部分是由于双亲之一是染色体平衡易位携带者，前者其同胞的再发危险率和一般人相同，后者的再发危险率较高。

所以遗传性眼病所致的低视力患者的后代是否仍是低视力，关键在于他的再发危险率的高低。

如何对眼科患者进行情感护理

眼病患者情绪偏颇主要表现为怒、郁。护士必须掌握和了解患者的心理状态，在临床护理中要做好精神护理，首先取得患者的信赖，对情绪暴躁的必须言谈谨慎，态度和蔼，同情患者，通过各种途径和方式给予安慰疏导，以稳定情绪；另一方面，对心情抑郁的患者要鼓励患者树立治病信心，解除顾虑，帮助建立乐观情绪，增强对眼病做斗争的意志，以便密切配合医师进行有效的治疗。

眼科临床情绪不稳定的患者较为多见，所以护士必须深入病房，及时了解情况，有针对性地做好解释，消除医、护源性诱发因素，告诉患者情绪不稳定不利于治疗，必要时与其家属交代，取得配合。对眼病病程较长的患者，不能产生厌烦心理，要耐心、细心、真诚地关心患者。

眼科患者饮食应注意事项

　　饮食是维持人体生命最重要的物质基础，饮食对眼病恢复也有一定的影响，眼病患者适当注意饮食宜忌，但不主张绝对忌口。凡眼病患者忌烟、酒、辛、辣、炸、烤等食物，宜食熟软易消化之食品。

　　饮食应注意质量、数量、进食时间和速度等。质量上根据不同体质特点选用不同的饮食，一般而言，阳盛阴虚者，忌食辛辣之品或壮阳之物，以免助热生火或耗液伤津，致眼部出现红肿疼痛等症。风热、实热、阴虚火旺眼病，湿热眼病热重于湿者，忌食烟、酒、葱、蒜、姜、辣椒，少食焦烤油爆之品，以免灼津耗精伤血，助热生火。平时饮食宜偏清淡，尤其是实热眼病，可食带凉性的素菜与水果，如马兰头、冬瓜、梨、香蕉、西瓜等。阳虚阴盛体质者，则少食生冷，以免滞脾碍胃，致生化乏源，目失濡养。脾虚湿泛眼病，忌油腻生冷及不消化食物，一般宜食富于营养，又易于消化的食物。肝虚雀目，则适当增加动物肝脏、牛奶、蛋黄。青光眼患者忌暴饮，应少量多次饮水。糖尿病性眼病，要控制饮食。胞生痰核、增殖性视网膜病变、视网膜动脉硬症，可多吃海带、海蜇皮、紫菜、山楂等。胞睑、湿烂、黑睛生翳等证候的患者，勿食腥味的食物。眼疾缠绵或久病体虚，可用荤补如动物肝类、鱼虾、海味、瘦肉等，但勿食太油太滋腻之食物。

肥胖之人应避食肥甘，以免助湿生痰，而以清淡低脂类为宜。饮食应讲究卫生，进食以八成饱为宜，进食时间要有规律，忌饥饱无常。

眼科手术护理包括哪些内容

同其他手术一样。眼科手术护理也包括术前准备、手术护理、手术后护理。

（1）手术前准备。做好患者手术前的思想工作，消除顾虑及紧张情绪，详细解释手术目的及效果，使患者主动配合，共同完成手术，并向家属说明病情，争取他们的协助。较大的手术，术前应完成局部和全身必要的各项检查。

（2）手术前护理。术前患者每天滴抗生素眼药水4次、眼膏每晚1次，预防手术感染。术前禁止吸烟，以免刺激气管黏膜，增加分泌物，诱发咳嗽，如有咳嗽应给予止咳剂，并教患者止咳法，如张口呼吸或用舌尖顶

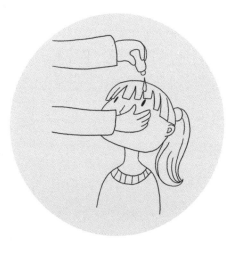

向上颚。术前 1～2 日做好全身清洁，包括理发、洗头、洗澡、剪指甲等。泪囊手术及内眼手术须常规冲洗泪道。手术前训练患者眼球向各方向运动，使患者能配合手术操作者的需要，术后需绝对卧床休息的患者，术前还应训练适应床上生活，如进食，使用大小便器，以免术后引起尿潴留及便秘。眼肌、眼球摘除手术，小儿及全麻患者术前 4～6 小时禁食、禁水，并在术前当晚和手术前 1 小时给予镇静剂，手术当天早晨测血压、体温、呼吸、脉搏，术前排空大小便，更换衣服，穿对胸结扣的衣服为适宜，避免穿套头衣服，以免术后脱衣时碰伤术眼。长发妇女应编成两条辫子，耳环应脱下，按手术要求备皮及清洁皮肤，术前半小时护送患者入手术室。按手术种类整理床，术后需绝对卧床的患者则更换枕套、床单。全麻及小儿加中单、橡皮单，并准备血压计、吸引器、氧气瓶、开口器、弯盘、吸氧导管、无菌纱布等。

（3）术后护理。术后用手术车送患者回病房，协助患者过床时，嘱患者放松头部，张口呼吸，不要用力，协助过床者一人双手执托头部，另一人协助患者将身体

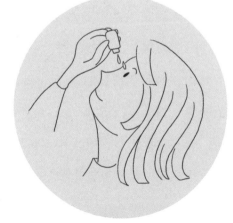

轻移过床，不可震动头部，值班护士应听取手术室护士及麻醉师交班，并嘱患者不要用力挤眼和不要剧烈活动。并根据手术不同种类，交代其他注意事项并使患者安静休息，协助患者日常生活，嘱患者不要用力咳嗽，不要用力大小便等，术后进半流质，以后无特殊者可改普通饮食。一般创口疼痛可用止痛剂，若患者反映头痛，或伴有恶心、呕吐及其他情况，应及时报告手术医生，检查是否感染或眼压增高。内眼手术应加用护眼罩，防止碰及术眼，并注意眼部绷带松紧，有无脱落、移位，伤口有无渗血及渗液，及时汇报并给予处理。

术后保持大小便通畅，对绝对卧床者、术后不习惯床上排尿者，应解除患者思想顾虑和紧张情绪，采取引导法帮助排尿，如按摩，热敷，声音诱导，针刺关元、足三里、三阴交，取侧卧位排尿，尽量避免污染，防止感染。术后便秘对创口不利，如患者用力大便，腹压增高，会导致眼部切口裂开及术眼出血等并发症，应适当用开塞露或中药帮助排便。

🧑 为何眼科手术后对患者体位有不同要求

视网膜脱离手术必须绝对卧床休息，头部固定以免过多活动而影响裂孔的闭合，患者头部应放于裂孔最低位置上，以利视网膜下液体排出。黄斑裂孔玻璃体腔内注气者应俯卧位，使气体向上托住网膜。眼外伤前房积血患者应取半卧位，可使前房积血下沉，便于吸收，以及出血不致遮挡瞳孔形成膜闭。鼻腔泪囊吻合术后也应取半卧位或非手术眼侧半侧卧位，有利于创口血液流出，不至于积聚于泪囊内最终机化而使手术失败。

中医眼科的保健方法

中医眼科的保健方法有眼保健操、眼功、药膳等。

眼保健操是通过按摩推拿眼周围穴位，以达到消除眼疲劳，保护视力的目的。

眼功具有调整肝经气血，疏肝明目之效，可作为眼睛的保健和青少年近视、目赤肿痛等病症的防治功法。

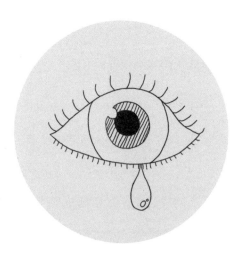

药膳：不但可协调全身，保护视力，起防病保健作用，而且因药膳味美可口，服食方便，易被大众接受，适于

家庭普及。制成药茶、药酒、汤、饮、粥、膏、饼、糕、羹剂或菜肴等，长期服食，可增强体质。此外，按不同季节气候，地理环境选择药食，按"冬病夏治"等理论，在眼病将发之时，有计划地选用药膳食疗，可望阻止疾病发生和发展，于无形中见功效。

眼病预防应从哪些方面入手

（1）饮食有节，起居有常。可以增强体质，提高机体抵抗力，预防眼病的发生。饮食应注意质量、数量、进食时间和速度等；平日应养成良好的生活习惯，早睡早起，每日保持充足睡眠时间，劳逸结合，脑体结合。

（2）避免外邪，调和七情。避感外邪，须顺应四时，适其寒温，增强体质。情志过激，可致脏腑功能失调，眼病可由此而生，故勿喜怒忧思过度，勿悲哀太甚，而应保持七情和畅，乐观开朗，使百脉通调，脏腑安和，眼病无由而生。已有眼病或眼外伤后，也应注意七情调和，以免加重病情。

（3）讲究卫生，保护视力。加强卫生宣传教育，提高全民卫生意识，是预防和减少疾病的有效措施。青少年应从小养成良好的用眼习惯，如读书姿势端正，距离读物33cm，乘车及卧床时勿看书，照明应适中，阅读 1 小时左右可闭目休息或远眺片刻。

（4）注意安全，防止外伤。眼外伤可致严重视力障碍，甚至失明。因此，注意安全，防止外伤，也是保护视力的关键性措施。

（5）修身养性，抗老防衰。

（6）定期检查，优生优育。遗传性眼病已给患者及家属的心理造成极大危害，故强调优生优育也是预防眼病的措施之一。避免近亲结婚，重视婚前体检，做好遗传咨询及妇女经期、孕期保健，是保证优生优育的关键。